# 儿童口腔科
# 服务的安全管理

主编◎刘丹

SPM
南方传媒

广东科技出版社
全国优秀出版社

· 广 州 ·

图书在版编目（CIP）数据

儿童口腔科服务的安全管理 / 刘丹主编. —广州：广东
科技出版社，2024.1
ISBN 978-7-5359-8157-8

Ⅰ.①儿…　Ⅱ.①刘…　Ⅲ.①小儿疾病—口腔疾病—
卫生服务—安全管理　Ⅳ.①R788

中国国家版本馆CIP数据核字（2023）第168219号

**儿童口腔科服务的安全管理**

Ertong Kouqiangke Fuwu de Anquan Guanli

出　版　人：严奉强
责任编辑：杜怡枫　彭逸伦
装帧设计：友间文化
责任校对：杨　乐　李云柯
责任印制：彭海波
出版发行：广东科技出版社
　　　　　（广州市环市东路水荫路11号　邮政编码：510075）
销售热线：020-37607413
https://www.gdstp.com.cn
E-mail：gdkjbw@nfcb.com.cn
经　　销：广东新华发行集团股份有限公司
印　　刷：广州市彩源印刷有限公司
　　　　　（广州市黄埔区百合三路8号201栋　邮政编码：510700）
规　　格：787 mm×1 092 mm　1/16　印张16　字数320千
版　　次：2024年1月第1版
　　　　　2024年1月第1次印刷
定　　价：222.00元

如发现因印装质量问题影响阅读，请与广东科技出版社印制室联系调换（电话：020-37607272）。

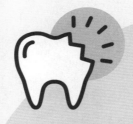

# 编写委员会

# 序
Foreword

　　中国牙病防治基金会基层工作委员会主席欧尧主任医师向我推荐了这本书，这是一位广东基层医生写的关于儿童口腔科服务的工作体会，准备出版，希望我作个序，以表对基层医生工作的支持。

　　近年来，儿童口腔医疗服务不仅在公立医院，在民营口腔医疗机构中，也成了口腔医疗服务的亮点，这是令人高兴的！"爱护牙齿，从小做起"，已成为行业的共识，希望经过我们专业人士的推动，其能够成为社会的共识。

　　由于儿童自控能力弱，口腔医疗服务中的安全管理问题令人很关注和忧虑。曾到过汕头芽芽口腔门诊部调研的北京大学口腔医学院原副院长张伟说："的确很有规模，儿童口腔健康服务很专业、很优秀，在当地很有知名度，有不少同行前来参观学习，参加培训。"他们开展儿童口腔科服务已经有十几年了，实现了零投诉、零事故，他们取得这样的工作成果，并非是运气，更多的是日常的用心、细心和一丝不苟的安全防范。正如他们说的，虽然未出现事故，但他们面对儿童这样的服务群体，总是小心翼翼，如履薄冰。因此他们在日常工作中，狠抓事故苗头，在细节上下足功夫，在把安全放在第一位的同时使医疗技术和服务质量也能跟上。

　　为此，他们的带头人刘丹医师，常常组织集体学习、演练，从多方面、多维度总结工作中的经验教训，并记录下来，编辑成书，让员工再学习、再提升，同时也作为与同行交流分享的话题，共同努力将儿童口腔医疗服务提高到新的水平。

　　这本书比较系统地总结了儿童口腔科服务安全管理的经验，有不少值得参考借鉴之处。

　　让我们共同努力，关注全生命周期的口腔健康，特别是儿童的口腔健康，让我们的祖国花朵，远离牙病，健康成长！

2023年3月

# 重视儿童口腔科服务安全管理，守护"未来"，我们任重而道远

　　说到儿童医疗服务安全管理，大家首先想到的可能是临床诊疗安全问题和常见突发急症的急救处理。遵循医疗安全行为准则，是对每一个医学工作者的基本要求。古人云："医乃生死所寄，责任非轻。"我从医以来，时刻不忘老师们的教导，敬畏生命，尊重他人价值，守护他人健康，把救死扶伤、道济天下作为从医的行为准则。如今，随着社会的发展，传统的医学模式逐渐向"生物—心理—社会医学模式"转变。作为医生，仅仅针对患者的病情进行治疗，已经无法满足人民群众对身心健康和生命质量的需求。这些年来，除了保障医疗安全，我将更多的精力投入人文关怀、情感交流和环境安全的保障工作中。因此，我在本书中用了大量篇幅，讲述关于环境安全、服务沟通安全等方面的问题。

　　我自从主持儿童口腔科专科门诊工作以来，就对环境安全、服务沟通安全的细节问题保持高度的敏感和重视，两者均是医疗安全管理的关键环节。家长是敏感的，因此我们不仅要守护孩子的健康和安全，更重要的是让家长放心地把孩子交给我们。服务沟通安全，是缓解医患关系紧张的"钥匙"，我们要扮演好"家长"和"孩子"的角色，应怀着同理心，融入他们中间，注重和他们的平等沟通与情感交流。只有两者形成安全管理的合力，才能最大程度地减少医疗纠纷。

　　经过多年的临床实践，我发现医疗安全隐患时刻伴随着我们，除了不可预测的医疗技术安全隐患外，更多的是服务沟通不畅造成的安全隐患。该怎样和家长、孩子沟通？他们的理解程度如何？是否会有不满？是否带着情绪而来？这些已成为我评估是否存在诊疗安全问题的要点。

　　如果医生被孩子的情绪问题误导，与家长、孩子没有做好安全沟通，往往导致医疗纠纷。一旦医生与家长发生矛盾冲突，可能导致更严重的后果。其实换位思考

一下，如果自己是家长，孩子的每一个问题，都时刻牵挂在心，紧绷的神经难以放松，情绪激动在所难免。

从医生的角度去思考这些问题，就更有感触：如果没有冷静地了解清楚孩子当时的情绪，也没有和家长做好安全沟通，万一做出错误的诊断治疗，那么，最后的受害者只有孩子。作为医生，我们这时候难辞其咎，而这已经不只是孰是孰非的问题了。

由此，我萌生了整理、总结这些年的临床经验与工作教训并编辑出版的想法，一是提升自己，二是希望能和同行们交流，供大家剖析和借鉴，实现少走弯路、规避风险的愿望。但又顾虑到自己能力有限，久久未敢落笔。

直至2022年，在广东省民营牙科协会儿童牙科与健康教育分会的年会上，我终于鼓起勇气，将自己的想法向欧尧会长说了。欧尧会长十分关心临床和基层医生的成长，在听了我的想法后，不仅支持，还对我说，现在儿童口腔科服务正在兴起，很需要这样的书刊与资料，将相关临床经验与工作教训编辑出版很有意义。欧尧会长主编过杂志，出版过许多著作，经验丰富，他向我介绍了整理和编写的注意事项与方法，希望我用心整理总结，争取让本书早日出版与同行分享。值此机会，我深深地感谢欧尧会长对芽芽口腔团队的关爱与支持。

本书内容是笔者在工作中的一点粗浅体会，仅作相互交流分享，如有谬误，欢迎同行指正。

特别令我感动的是，我国儿童口腔医学研究泰斗，北京大学口腔医学院教授，中国牙病防治基金会理事长葛立宏，在百忙中抽出时间，审阅了我的书稿，提出了极为宝贵的修改意见，还为本书作了序，对我有极大的鼓励和鞭策作用。我万分感谢葛教授！

刘丹

2023年3月

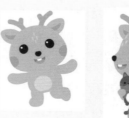
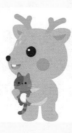
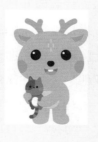

# 目 录
Contents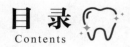

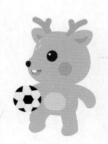

I

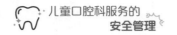

## 第四章　在安全服务细节上做足文章　/ 043

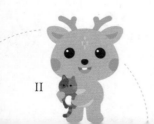

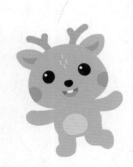

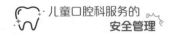
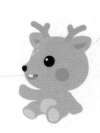

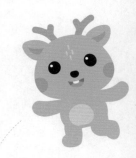

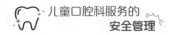

# Chapter 1

## 第一章
## 孩子眼中的"恐怖牙科"

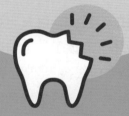

孩子为什么会害怕去医院看牙齿？

孩子的恐惧来自哪里？

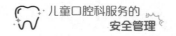
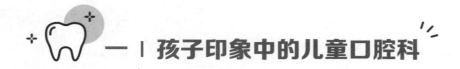

# 一 | 孩子印象中的儿童口腔科

回顾一下日常生活中的小场景：如果看见孩子偷偷吃糖果，家长通常会说什么？如果孩子不好好刷牙，家长又会说什么？

大部分家长在面对不听话的孩子时，会经常"恐吓"孩子："再偷偷吃糖，就带你去牙医那里，给牙齿钻一个大洞，非常非常疼的！""再不好好刷牙，就带你去找牙医把牙齿都拔掉，要打针，会很痛很痛的！"

虽然成年人都知道，这只是哄骗孩子的小把戏。但是，小朋友没有辨别"谎言"的能力。他们会坚定地相信，爸爸妈妈说的都是真的。这时候，小朋友的脑海里就会出现这样一个画面——只要去看牙医，我的牙齿就会被钻洞，牙医还会拿很大的钳子来给我拔牙，会拿着很大的针来扎我。去医院看牙是一件多么可怕的事情啊！

家长这样反复"恐吓"和"威胁"，长此以往，会给孩子留下怎样的"心理阴影"呢？

据门诊对大量病人看诊后的跟踪回访，以及与很多害怕"看牙"的孩子的家长沟通发现，几乎所有害怕"看牙"的孩子，他们内心都会给牙医设定特定"角色"：近70%的孩子认为牙医就是专门拔孩子牙齿的"坏人"；有的孩子认为牙医是会拿着长长的针头扎人的"大魔王"，专门给不听话的孩子打针。绝大多数孩子表示，只要与"医生"有关的，特别是自己要去"看牙医"时，就会莫名感到害怕，却又说不出具体原因。这些都让人哭笑不得。牙医本来是拯救孩子牙齿的"天使"，但现在看来，孩子眼中的牙医已然是可怕的"恶魔"了。

一名5岁的小男孩，刚进诊所就开始号哭，一直嚷嚷着："我不要拔牙，我害怕，放开我，我要回家！"由于缺乏与孩子沟通的经验，我们足足用了一个上午的时间，才好不容易以"看一下牙齿，看完你的爸爸就带你去吃汉堡"为理由说服孩子把嘴巴张开，得以勉强看到孩子的口腔情况。当时一看，内心顿时觉得"坏了"——孩子几乎没有一颗好牙，右下颌乳磨牙处还长了一个大大的脓肿。这种情况一般需要拍片详细检查牙根炎症情况。可是，当时孩子的抵触情绪强烈，仅这一点就令我们束手无策。经与家长沟通，为了孩子的牙齿健康，只好硬着头皮，耐着性子，想尽办法引导。在孩子断断续续的哭闹声中，我们先尝试拍小牙片。拍片过程自不必说，孩子连牙椅都不肯坐上去，说什么都无济于事。最后我们只能和家长沟通，让其先安抚孩子的情绪，回去先吃消炎药，避免牙齿炎症引起发热等症状，等孩子情绪好些再来治疗。作为一名牙科医生，望着家长离开时失望的表情，第一次产生了前所未有的无力感和挫败感。

孩子会对看牙产生抗拒情绪，是因为性格，因为害怕看牙，并不是因为牙医的能力问题。可是作为一名牙医本就应该帮助孩子解决牙齿问题啊！如果导致孩子的牙齿情况更加严重怎么办呢……各种思绪让人彻夜难眠。

孩子为什么会害怕看牙？孩子的恐惧又来自哪里？我们该怎么做才能让孩子不再害怕看牙？究竟有多少孩子会出现这样的情况？又有多少孩子因此错过了治疗牙齿的黄金时期？有多少医生和我们一样在面对这样的问题时束手无策？如果我们有能力解决这些问题，岂不是可以造福万千医患。

针对以上问题，我们开始进行长期的儿童心理学研究，针对不同年龄段、不同性格的孩子设计相应的"沟通方案"，并进行临床实践。通过大量的统计数据我们发现，孩子之所以会"未看先怕"，其中很重要的一个因素，是孩子就诊前的被"恐吓"经历，比如不听话时被父母吓唬、被错误引导，或通过其他途径接收到了错误信息等，长此以往，找牙医看牙在孩子心里便成了一件"恐怖"的事情。

另外，孩子害怕拔牙、打针，其实是害怕疼痛。现在我们似乎找到了源头。那么怎样才能让孩子克服这些外因造成的恐惧心理呢？要怎样引导孩子正确理解看牙呢？我们通过长期研究，像剥洋葱一样"剥开"孩子恐惧看牙的"外皮"，探寻孩子内心最真实的世界。

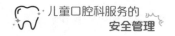
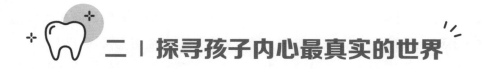

# 二 | 探寻孩子内心最真实的世界

孩子的社会经验有限，他们对环境中大部分事物的看法均直接或间接来自家长。以下的情景，相信大家都不陌生，有的家长在孩子不听话时，吓唬孩子："再偷偷吃糖，就带你去牙医那里给牙齿钻一个洞！"小朋友没有分辨真假的能力，他们只会坚定地相信爸爸妈妈说的都是真的。这时，他们心里就会种下第一颗害怕去医院看牙的种子。

另外，孩子看牙时觉得不舒服，有些家长因为心疼，在面对亲朋好友时会大肆渲染这种疼痛，让他们知道孩子有一个"痛苦"的经历，以求得别人的同情和安慰，同时也想借此提醒别人注意口腔健康，预防蛀牙。言者无心，听者有意，别的孩子听到某哥哥、某姐姐看牙时的"可怕"经历，就会很容易将"看牙"与"恐怖"画上等号。

也有很多家长自身牙齿不好，很害怕看牙，同时他们对孩子的问题很敏感，带孩子看牙的时候，往往忍不住反反复复地追问医生："孩子会不会很痛？""孩子要不要打针？"这时孩子会比大人更加紧张，他们会很敏锐地从父母的言行举止中捕捉到危险的信号，从而产生抗拒就诊的心理。

> "我不要拔牙！！"如果家长越硬拉着孩子上牙椅，孩子的抵触情绪越大。此时进行口腔治疗是不合适的。因为在治疗的过程中，孩子的反抗动作可能会对他造成不可估量的伤害。

有些孩子没有受到过看牙的"恐吓"，也会对"看牙"产生恐惧的心理，一方面源于从出生到懂事要定期被"白大褂"扎针（接种疫苗）的经历，因此，只要看到穿白大褂的人，就很容易联想到疼痛；另一方面是因为大部分医院的环境布置都未考虑到儿童的心理，就诊环境布置得过于冰冷。再者，病人多，医生工作压力大，很难有足够的时间和耐心哄孩子。冰冷的环境，严肃的医生，都会加重孩子对看牙的恐惧。

另外，有些家长平时对孩子过于严厉，使得孩子在牙齿出现问题的时候，不敢第一时间告诉家长，怕家长责备，拖久了，长了满口的蛀牙，原本可以简单处理的情况被拖成了需要多次进行的根管治疗。艰辛的治疗过程很容易消磨掉孩子和家长的耐心，家长经过几次这样的折腾后，会认为孩子是无法配合医生治疗的，既然乳牙迟早要换，

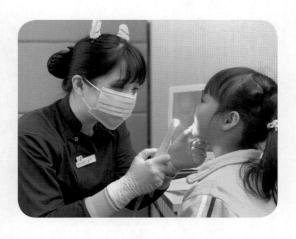

那就随他去吧。最后导致孩子的牙齿问题愈发严重。这也就是我们今天看到的儿童口腔科情况：全国儿童患龋率不断攀升，患龋最小年龄也不断拉低。

## 1. 我们可以做什么来改变现状

预防胜于治疗，要摆脱儿童看牙难的困境，首先，要引导家长走出"乳牙不需要治疗"的误区，让家长明白，一口健康的乳牙是口腔健康的基础。而且，如果让孩子在第一颗乳牙萌出的时候就学习刷牙，并且定期进行检查和清洁，涂氟，窝沟封闭，孩子长蛀牙的风险肯定会被大大下降，也就不需要经受牙痛和治牙的痛苦。这是牙医扭转家长对看牙的错误认识的第一步。目前公众对口腔健康的重视与日俱增，这与广大口腔医务工作者的努力是分不开的。

其次，要改善就医环境，把冰冷的口腔科诊所变成充满童趣的"游乐场"，把严肃的牙医和其他工作人员变成可爱的朋友。医生除了掌握专业技能外，还需要掌握安抚孩子的心理学知识。安抚孩子不光要有耐心，同时还要有策略、技巧。除了心理学知识的加持，我们还要时常把孩子们邀请过来扮演"小牙医"，让他们在寓教于乐的活动中学习爱牙知识，熟悉看牙环境，这样他们对于看牙的恐惧必定会消失得无影无踪。

最后，还需要把家长变成我们的好助手。在就诊前耐心地和家长沟通，获得家长的理解和信任。保障治疗成功的第一步就是给家长发送就诊须知。一般是一段预先录制的视频，这段视频主要是让孩子明白他们要去的口腔科诊所不是一个"恐怖"的地方，而是一个如游乐场一般，能给牙齿"拍照""抓牙虫"的地方，让孩子事先有心理准备。第二步是发送简约文字版的家长提醒，主要内容是孩子的就诊流程和给家长的引导建议。在看牙的时候，孩子需要与家长短暂地分离，希望家长

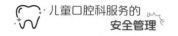
能够耐心引导孩子更加配合，让医生能更高效率地开展治疗。第三步是要在就诊前及时通过电话和短信提醒家长就诊时间，避免家长因为工作忙而错过了预约时间。医生和助手除了在治疗时要注意安抚孩子们的情绪外，更要懂得察言观色，了解家长内心的焦虑，并及时送上安慰。就诊结束后及时发送随访注意事项，并及时接听家长的咨询电话，这能大大地减少他们的焦虑和担忧。

"爱出者爱返，福往者福来"，相信只要我们用心付出，家长也一定会重视孩子的口腔卫生问题，孩子的牙齿也会越来越健康，儿童看牙难也不再是家长和医生的困扰。

举个例子：

医生在给孩子做检查的过程中，妈妈突然问了一句："医生，我家孩子的牙齿是不是烂得很严重呀？"医生："还好。"这时，可以看到孩子精神开始紧张起来。此时助手要安抚鼓励孩子。

妈妈又问道："医生，这个牙齿要不要拔掉呀？"

医生："不用的。"

家长在旁边默默地说："那还好，如果要拔牙一定很痛。"这时能够看到孩子眼眶已经湿润，手也开始握紧，嘴巴开始不自主地用力想要闭上。

助手只得停下来对孩子做行为引导。孩子好不容易放松一些，可令人担心的事还是发生了，妈妈说："宝宝，你不疼吧？医生你要轻一点呦，不要弄疼他，他很怕疼的。"医生只能默默点头，这时助手走到家长身边，请家长到候诊区休息。妈妈离开时跟孩子说："宝宝不用怕哈，今天不用拔牙，妈妈在外边等你。"孩子一听便"哇"一声哭出来了。这时妈妈还很不耐烦地说："告诉你不用拔牙，也不会疼的，你还哭什么？"接着又跟医生说："医生，我都说我必须要在这里看着，那样孩子才能配合……"

上述场景，相信同行朋友们并不陌生。

就诊过程中的突发状况，绝大多数都是前期沟通不到位造成的。遇到这种情况时，医生通常会再次和家长进行沟通，但是这个时候的沟通效果往往会大打折扣甚至是无效的。因为初次沟通不畅，导致多数家长误解，从而会在二次沟通时无意识地带着情绪，所以到了这个时候，医生的很多言语解释在家长看来都是在为自己的"无能"辩解，显得特别"苍白无力"。如此一来，前期的行为引导以及安抚工作也只得以失败告终。所以，医生提前做好与家长的沟通非常重要，必须提前告知家长：在诊疗前助手会对孩子作行为引导，家长最好在候诊区等待通知，这样才能高效完成检查和治疗。通常情况下，助手提前与家长做好沟通之后，95%以上的家长均表示能理解并配合。如果碰到非要进入诊疗室不可的家长，助手也会提前和家长沟通：在给孩子作行为引导的过程中，家长切记不能进行语言和行为上的干预，并与孩子保持一定的距离，不然可能会影响医生的看诊进度，甚至导致治疗失败。做到这些之后，给孩子看牙及治疗的过程就会变得非常高效。当这样的方式程序化后，从前台到后台的看诊全流程就流畅起来。这也就是门诊可以在仅用少数助手的情况下，一天可接诊上百名牙患儿童的原因。

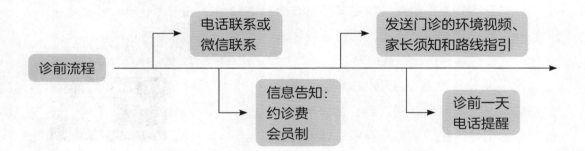

## 2. 怎样让孩子的首次看牙体验变得愉快

孩子的第一次看牙体验愉快，第二次便会主动让爸爸妈妈带自己去看牙。反之，如果孩子的第一次看牙体验非常糟糕，那么他肯定不愿意去看牙了，哪怕连哄带骗被带到诊所，也不会很好地配合牙医接受治疗，牙医亦需耗费大量时间、精力和孩子沟通。在这个过程中，孩子很容易错过最佳的治疗时间，使得牙齿情况愈发糟糕。有的家长甚至还会投诉牙医不够专业，没能把孩子牙齿问题解决好。这真是哑巴吃黄连——有苦说不出。因此，确保孩子拥有良好的初次看牙体验非常重要。

医生除了掌握专业技能外，还需要不断学习如何引导各种性格类型、各个年龄段的孩子的行为。安抚孩子不光要有耐心，同时还要有策略和技巧。常言道："术业有专攻。"我们在工作之余，常常跟儿童心理教育相关专业人士、婴幼儿相关机构的老师接触，虚心请教、学习如何与不同年龄段的孩子沟通，包括如何正确地奖励孩子，以及奖励的方式、时间等。在此过程中不断地提升自己，把学到的相关专业知识，融入工作中。在儿童心理学的理论指导下，我们想方设法消除孩子对看牙和治牙的恐惧，使孩子能开心地看牙和治牙。

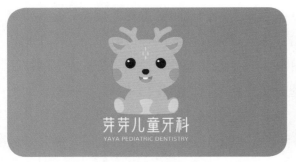

就诊须知

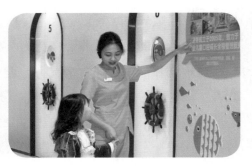

带领孩子熟悉环境

强制孩子进行牙齿治疗实属下策，这会使得孩子对治牙的恐惧进一步升级，并且还会"传染"给其他小朋友，加之父母不时地"恐吓"——"不好好刷牙，就要去找牙医拔牙"，便很容易形成恶性循环。

除非是孩子的牙齿必须立即接受治疗的特殊情况，否则最好先让孩子熟悉环境，做好行为引导，在孩子愿意看牙之后再进行治疗，这能确保孩子拥有良好的首次看牙体验，帮助孩子及时解决牙齿问题，让孩子愿意定期看牙，并养成爱护牙齿的好习惯。

我们可以录制一些门诊环境的视频。在就诊前，发送视频附加引导建议给家长，让家长和孩子一同观看视频，通过趣味性语言向孩子介绍，让他们明白要去的牙科诊所不是一个"恐怖"的地方，而是一个如游乐场一般、能给牙齿"拍照"的地方，让孩子先有心理准备。接下来，再发送就诊须知单独告知家长相关注意事项。

就诊须知可设置成简约文字版、录制视频版或者是创意话剧版。每个门诊可以录制有自己门诊特色的就诊须知视频。主要是让家长了解门诊的特色和优势、孩子的具体就诊流程、家长在孩子看牙过程中该如何配合医生等。特别要向家长强调，切忌提到一些会让孩子害怕的敏感字眼，医生需要家长和孩子"分离"的时候，家长需要理解并配合等。

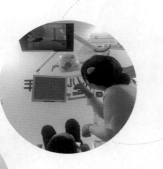

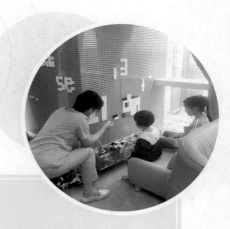

有效的行为引导，能让孩子在就诊前消除对看牙的恐惧感，当然这也需要助手们的耐心陪伴。

孩子："姐姐，我要看奥特曼……"

助手姐姐："好的哦，诶？这个是不是戴拿奥特曼！"

孩子："不是的！这个是迪迦奥特曼啦！"

助手姐姐："那迪迦很帅呀！他头上尖尖的地方是不是他的绝招呀！"

孩子："是的哦！他头上能放出必杀光线……"

小孩子的话匣子一下子就打开了。

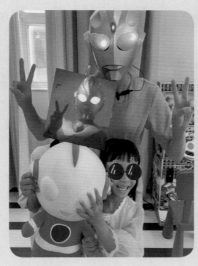

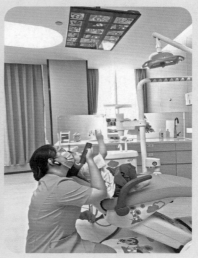

# Chapter 2
## 第二章
# 让孩子爱上看牙

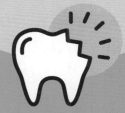

用场景转移孩子的注意力，

解决孩子惧怕看牙的第一道坎。

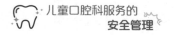
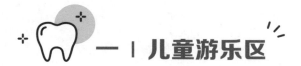

# 一 | 儿童游乐区

　　汕头芽芽口腔门诊部在2010年引进了第一台儿童牙椅。随着儿童牙科看诊人数的增多，2015年我们开设儿童口腔科独立门店，在这期间我们不断地学习儿童引导模式，优化临床操作细节与流程，以更好地帮助更多的孩子解决牙齿问题。为了给孩子们创造更好的就诊环境，我们于2018年迁移至汕头市中心办公楼最顶层，占地面积约1 700平方米。通过认真学习儿童心理学，同时借鉴优秀企业管理经验和星级酒店的服务理念，我们全方位打造了一支儿童口腔科专业医疗团队，把以前冰冷无趣的就诊环境改造成孩子们喜欢的"游乐园"式治疗空间，让孩子们的每个治疗的环节都充满趣味和惊喜。

　　游乐区是我们的名片，它必须有孩子们从看到的第一眼就喜欢，第一眼就放松的作用。在设计上，我们花了很多心思。

　　我们充分调查了当下孩子们的喜好，用孩子们感兴趣的主题设计每个诊室，让孩子们看牙的每一个房间都有不同的惊喜，从而打造出专属孩子们的游乐园式诊所。孩子们天生充满好奇心，诊室中丰富的色彩及有趣的玩具能充分转移孩子们的注意力，冲淡他们在看牙时的恐惧情绪，从而放松他们的心情。

　　　　在家长和孩子踏进诊所的那一刻，他们眼睛所看到的通常是前台和休闲区域。假如我们能让他们的心情马上放松下来，那么接下来的治疗肯定会容易很多。考虑到这一点，我们在充分调查了孩子们的流行喜好后，开始打造游乐园式诊所，我们的目的是把治疗区隐藏在游乐区里，让孩子们可以在不同的区域自由切换。

## 1. 这里是游乐园还是诊所

　　我们的儿童口腔科独立门店采取了游乐园式设计风格，配备了小朋友们喜欢的玩乐装备，温馨、舒适、轻松的就诊环境有效地转移了孩子治疗牙齿的注意力。经过实践我们在儿童口腔科环境的合理设置方面积累了一些经验，整理出以下主要注意事项，供大家参考：

首先，是否要规划一个专属的儿童游乐区，要根据看诊人群的年龄分布情况来定。如果看诊人群主要为学龄前儿童，那么就非常有必要设置一个儿童游乐区。孩子进入诊所后，首先看到的是自己熟悉的场景、喜欢的玩具，就会很容易喜欢上诊所。如果学龄儿童人数比较多，可以考虑增加图书角、智力玩具区等相对独立的区域，避免孩子玩闹时的嘈杂声影响他人。

其次，关于游乐区的配置，必须以安全为先。所有的设备（包括玩具），必须符合安全环保要求，做好定期消毒以保证设备的干净卫生，并做好相应的防护措施。

再次，配置玩具和游戏设备也有一定的讲究，益智类的玩具最受孩子和家长的欢迎。尽量避免选择高危险性的玩具，以及惯性或冲击力较大的设施，如墙壁攀岩、滑梯、秋千等。

最后，游乐区的方位选择，以空旷、明亮为宜，最好有窗户以保持良好的通风，通风窗户必须做好安全防范措施，或者设计在孩子够不到的位置，防止孩子跌落。动、静区应分开设置，比如写字、画画、看书等（静态活动），应设置在同一个区域；而夹娃娃、桌上足球、扭蛋等（动态活动），可以安排在另一个区域。如果空间不足可以在器具摆放上稍作调整，比如中间放一些沙发或者书架。只要相互之间距离不会太近，可保证互相不干扰就行。当家长看到我们在区域布置上的用心和细节，也会对我们更认可。

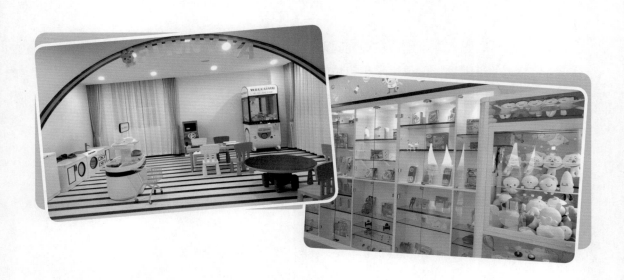

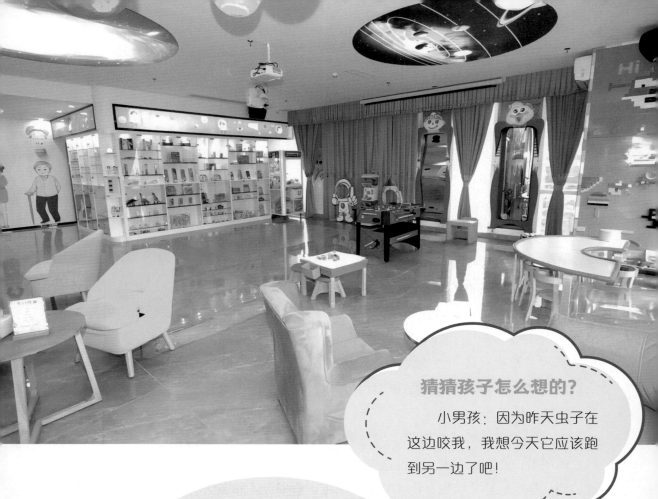

**猜猜孩子怎么想的？**

小男孩：因为昨天虫子在这边咬我，我想今天它应该跑到另一边了吧！

**· 童言趣语 ·**

一天上午，一个小男孩牵着妈妈的手来到门诊。

小男孩进门就用手按着左脸说："我牙齿痛。"

妈妈：你不是说右边痛吗？

小男孩：是这边（用手按着左脸）。

妈妈：你在家一直和我说是右边，没有错呀！你是不是记错了？

小男孩：嗯！我想应该是这边吧！

妈妈：应该？？？

医生：……

## 2. 家长休息区

在游乐区里要给家长留出休息空间，并且让家长在休息之时也能随时关注到孩子在游乐区的情况。在家长空闲时，工作人员可以和家长沟通，更深入地了解孩子的情况，也让家长对门诊有更深入的了解，一举两得。

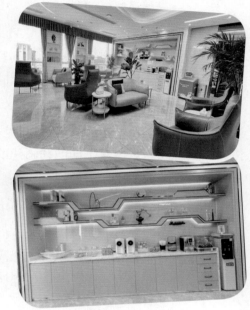

家长休息区可以设置阅读角。阅读角主要为大龄儿童和成人设置，书架上除了可以摆放口腔类图册之外，还可以分类摆放一些有益成长的休闲书籍。在这样的环境里，无论是大人还是孩子都可以在阅读中减少长时间候诊所带来的烦躁感。

各种饮品和零食的供应也可以为休息区的功能增色，体现诊所人性化的设计，提高客户的体验感，但饮品、零食一定要健康、保质，注意定期检查及更换。

## 3. 让诊室"藏"在游乐区里

为了避免游乐区的吵闹声影响治疗，用走廊连接游乐区和诊室，就可以实现玩耍和治疗之间的无缝切换。例如，用灯光在进入诊室的走廊中营造出一种探险的氛围，很多孩子反映特别有趣。

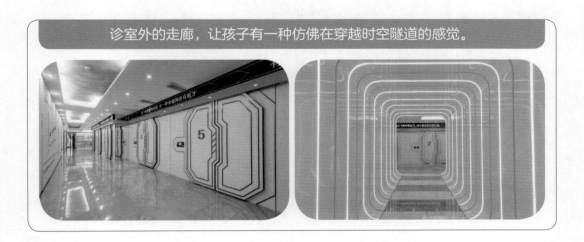

诊室外的走廊，让孩子有一种仿佛在穿越时空隧道的感觉。

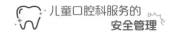

就医"第一印象"是非常重要的。传统口腔诊所给人的感觉，一直是神圣而严肃的：白色的墙，白色的衣服，冷冰冰的牙椅。严肃的环境会让原本就害怕看牙的孩子更加焦虑。

因此，充满欢乐氛围的诊疗环境，会更加受到孩子们的青睐。利用场景设计，孩子卸下防备，让他们更快融入轻松愉快的环境当中，忘却对看牙的恐惧。

在诊室墙饰图案的选择上，建议选择孩子接受度普遍较高的图案。很多诊所喜欢选用当下流行的动画片图景做整体主题背景。但是，由于动画片更替的速度很快，加上不同的孩子对不同的动画片的喜爱程度也不一样，这样容易导致布置风格"过时"，重新装修费时费钱，并不是明智之举。所以建议选择通用的主题，比如选择星空、海洋、森林、熊猫等孩子们都不排斥的内容作主题。而网络电视、VR眼镜等新概念的导入，让孩子在看牙过程中可以观看自己喜爱的动画片，有助于分散他们的注意力，减轻心理负担，提高依从性和配合度，让就诊过程变得更加舒适和轻松。孩子配合度越高，看牙过程就越高效。

充满童趣的诊室，五颜六色的牙椅，更受小朋友青睐。

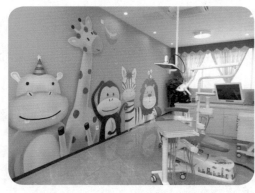
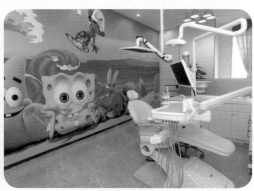
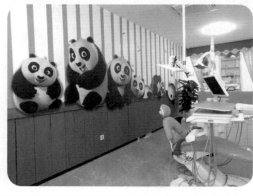
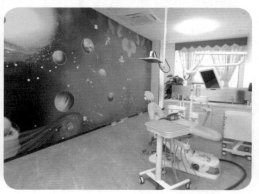

随着时代的发展、科技的迭代，目前儿童牙椅在造型上已经有很多可供选择的款式，如卡通大象牙椅、小猫造型牙椅等，各种别具一格的造型，足够吸引孩子的眼球，深受他们的欢迎和喜爱。但是儿童牙椅的选择不能单纯考虑外观，更重要的在于其功能。

儿童牙椅的选择应由医生来决定，因为只有医生在治疗操作中方便、舒适，才能使得治疗过程安全、流畅和高效。以汕头芽芽口腔门诊部设计的儿童牙椅为例，其操作性较强，高低、前后角度都可以调整，并且把电视设计在孩子平躺时头部需要仰高才能看见的位置，方便治疗；设计上还多加了一个器械放置盘，在提高临床治疗效率上下足了功夫，吸引了很多同行朋友前来观摩。

## 4. 场景化氛围对开展儿童口腔诊疗的意义

为小朋友量身打造梦幻般的游戏场景，其目的就是让孩子在自身喜欢的环境中愉快而顺利地完成诊疗。在这样的场景下，孩子会放下原本的恐惧和防备心理，愿意去配合医生的操作，在"开心游戏"的氛围中完成治疗。游乐园式诊疗模式，能够营造一种孩子们"扎堆"玩耍的欢快气氛，让每一个看完牙齿的孩子脸上都洋溢着快乐的笑容。快乐是会"传染"的，当大家的脸上都洋溢着快乐的笑容时，小朋友会改变原来可能有的对看牙的不当认知。哪怕因治疗牙齿而产生不舒服的感觉，也会很快随着和其他小朋友一起玩乐而消失。作为儿童口腔科医生，每当见到治疗结束的小朋友愉快地玩耍时，心里就会生出满满的成就感，因为从孩子脸上洋溢的笑容就能看出，看牙在他们的心中已然是一件安全、轻松、愉悦的事情——"牙医并没有想象中的可怕"。

在整个牙科诊所的场景构建中，内部设计自然舒适且独具匠心，每个视觉触点都能给人带来惊喜，会让家长们看到诊所的用心和细致。儿童口腔诊室与传统的成人口腔诊室最明显的区别在于色调。传统口腔诊室通常是用以白色为主的冷色调来装饰，给人一种庄严、肃静的感觉，虽然看起来非常干净整洁，但是缺乏感情色彩。而孩子的思维是感性的，颜色多样的事物往往更能引起孩子们的注意，所以，儿童口腔科的装饰色调更适合采用孩子们喜欢的暖色调。

曾经有人问道："男孩子都喜欢蓝色，女孩子都喜欢粉色，分设男孩、女孩诊室是否有必要？"其实，我们误解了孩子对于颜色的偏好。在孩子的世界里没有绝对的颜色偏好，只有"我喜欢的"，而没有"我们喜欢的"。如果用诊室主题颜色区分就诊的男孩和女孩，就会对诊室安排产生一定的影响。比如，只要当日就诊的

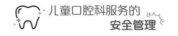
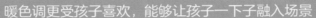

暖色调更受孩子喜欢，能够让孩子一下子融入场景

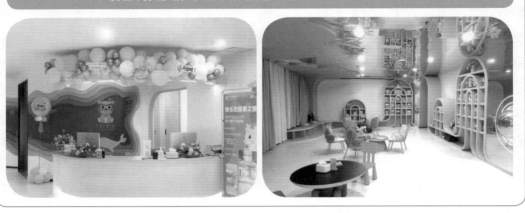

孩子性别比例失衡，就会造成诊室、医生和助手"闲的闲，忙的忙"的尴尬局面。家长急着想让孩子进入诊室，孩子却因为不喜欢诊室主题颜色而不愿进去，医生和家长只得各种哄。与此同时，排队的家长和孩子的体验感也会越来越差。所以，不应该把时间浪费在控制男女预约比例及诊室选择的沟通上。其次，不同孩子喜欢的色系各有不同，并无绝对，难以兼顾到整个群体。所以，建议在整体装饰选择上不要根据孩子性别作过大的差别设计，主题颜色建议选择孩子们都能够接受的暖色调，让孩子感受到温馨舒适即可，避免给孩子和自己"添堵"。

诊室的主题颜色，建议做成"独特标识"，让小朋友一眼就能看出是属于自己的儿童诊室，如卡通数字、小动物等。比如你告诉孩子他在有小海豚的房间，那么孩子会带着好奇、充满期待地去找有小海豚的房间，这也是一种行为引导。内部装饰建议选择有益于儿童发挥想象力的图案，这样儿童一进入诊室就能立刻被图案吸引从而淡化内心的紧张感。

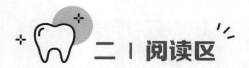

# 二 | 阅读区

如果诊所的看诊群体以中小学生为主，则不宜设置过多的游乐区。这个年龄段的孩子都会把自己当成"大人"，比较拒绝"幼稚"的玩具，也比较希望得到大人的认可及表扬。因此，针对这个年龄段的孩子，提供较为安静的阅读休闲区以满足孩子们"小大人格调"的体验式服务更适合。在这样的环境里，孩子们会在阅读中减少长时间候诊所带来的烦躁感。阅读区的设置，不仅增加了家长陪孩子候诊的舒适感，也提升了"小大人"们的阅读体验。

①书册、书架的选择要符合环保安全标准，并定期进行消毒。

②图书、绘本分开摆放，书本按类型区分摆放。

③尽可能选择安静的位置，光线要充足，并与儿童玩乐区分开。

④条件允许的情况下，建议安排工作人员陪伴阅读，这部分空闲的时间客服人员可以与一旁的家长进行沟通。借此机会可以稍微介绍一下诊所的情况，让家长更了解、信任我们。

⑤选择小朋友读书的书桌时，应选择无尖锐棱角的，并做好防护，避免孩子在阅读过程中出现因碰撞而受伤的情况。

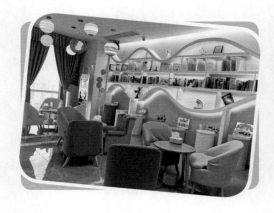

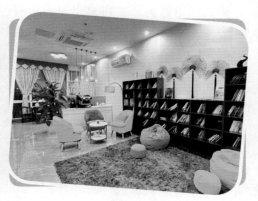

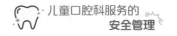

## 1. 选择孩子喜爱的图书

汕头芽芽口腔门诊部自成立以来，充分调查研究孩子的阅读兴趣点，专设的儿童阅读区深受孩子们的喜爱，总结了一些阅读区图书选择的经验。

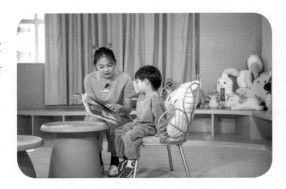

助手小鱼姐姐给孩子讲护齿绘本

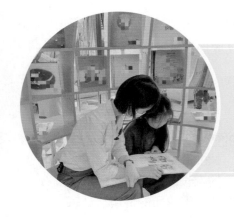

了解适合不同年龄段孩子的书籍。询问孩子们喜欢的书籍类型，不应局限于与牙齿相关的科普书籍。孩子找到了自己喜欢的图书，就不会觉得等待时间太长，也更喜欢这里。

## 2. 巧用齿科书籍引导孩子，增强爱牙护牙意识

选择适合孩子的齿科书籍非常重要。起初我们认为，对于现代爱看动画片、漫画书的孩子来讲，齿科科普的读物买了只会变成摆设，孩子肯定不会喜欢的。后来通过观察却发现，孩子其实并非只爱看漫画书。应该说，书册内容只要是带图的，特别是带卡通图的，孩子们都会喜欢翻看。有一些孩子，就是爱让爸爸妈妈陪着，然后让爸爸妈妈"讲故事"；也有一些孩子喜欢扎堆研究某本书的图案内容，各自描述自己的"发现"。

既然孩子喜欢这样的方式，诊所就大量采购儿童齿科图书书籍。此类书籍内容最鲜明的特点：首先是封面都是卡通形象，能够一下子抓住孩子的眼球；其次是内容以图画为主，对蛀牙、治牙、涂氟等过程采用简洁的文字描述。丰富多彩的图画能够更加吸引孩子，让孩子凭自己的想象力，做嘴巴里面"牙齿王国"的"国王"，思考自己应该选择什么样的食物才不会让自己的"牙齿士兵"生病，应该如何勇敢地和"蛀牙虫虫"战斗等。

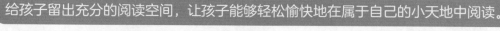
给孩子留出充分的阅读空间，让孩子能够轻松愉快地在属于自己的小天地中阅读。

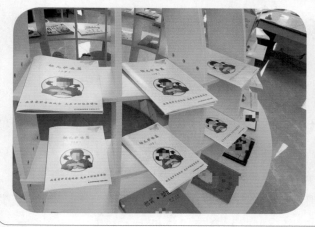
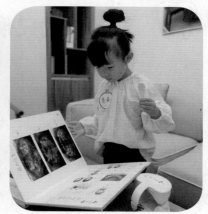

　　我们会根据儿童的年龄对齿科科普书籍进行分类，也会对家长进行针对性科普。另外，由于医生更清楚不同年龄段的孩子常出现的问题，所以我们团队中，医生变成主编，助手变成美编，大家分工合作，制作出独一无二的图册，这样能帮助家长和孩子更快、更精准地认识并学习到爱牙护齿的知识。

　　书籍能够吸引孩子的眼球，但是，也应注意摆放的书籍数量不宜过多，否则容易引起孩子的视觉疲劳。当孩子翻阅了两三本书都不是自己喜欢的书籍时，他通常会认为这个区域的书籍都是他不喜欢的而失去兴趣。所以阅读区应该混合搭配不同种类、有益孩子身心健康的书籍，以满足不同年龄段孩子的阅读需求。

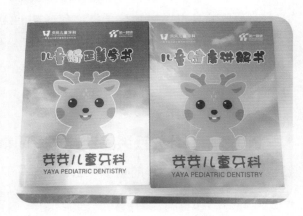

　　门诊医生们自行整理归纳出不同年龄段孩子牙齿正常的情况以及牙齿日常护理的知识，更方便家长进行针对性查阅，就诊时也会把对应孩子年龄的书籍拿给家长看，让家长自己发现孩子牙齿和正常牙齿是否有区别。

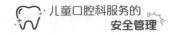
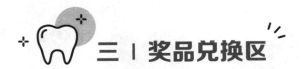

# 三 | 奖品兑换区

孩子有很多时候必须做自己不喜欢的事，例如刷牙、洗头、吃蔬菜等。父母总是理所当然地认为，这是为你好，对你有利，你必须做。而孩子的感性思维却是，这个我不喜欢做，我害怕做，为什么大人总是强迫我。当孩子带着这种情绪来到门诊的时候，会明显地表现出对周围环境的不感兴趣，对助手也爱答不理。为了减少孩子在治疗过程中的抗拒心理，我们一定要和孩子成为朋友，让孩子感受到被尊重，有自己选择的权利，这非常重要。我们建议通过行为引导的方式与孩子进行沟通，引导孩子和我们同步，尽可能不要太依赖物质兑换来取得效果。

## 1. 让孩子感受到这是自己"争取来的奖励"

在环境氛围的设置中增加一些能够吸引孩子的"亮点"，通过一起去"探寻"这个"神秘的亮点"，跟孩子搭建起最初的沟通桥梁。每当孩子突破了自己，信心与勇气有所增加时，可以给予他们一些适当的奖励。这种方式，能让孩子更加坚定自己做的事情是正确的。鼓励孩子迈出坚实的一小步，也许就能得到更多的意外收获。

## 2. 妙用积分兑换奖品让儿童主动看牙

给勇敢踏出第一步的孩子什么"奖励"是合适的呢？玩具吗？学习用品吗？要是直接询问孩子的意愿，他会不会"狮子大开口"？

其实，孩子在成长的过程中会经历很多个"第一次"，每一次勇敢地尝试都要经历内心的挣扎，克服对未知事物的担心和恐惧。为了激励孩子、帮助孩子勇敢踏出第一步，我们应该把选择权交给孩子。我们的做法是通过积分兑换奖品的方式来鼓励孩子。

我们在网店专门定制了门诊主题的"积分存折"，把孩子注意力从"奖品"转移到积分上来。我们以玻璃墙形式展示出所有可用积分兑换的物品，标注上相应的兑换积分数，只需稍微提高一点兑换难度，就可以把孩子对这个奖品的喜爱转换为达到积分的挑战。此时，玻璃墙上的东西对于孩子来讲有多值钱、有多喜欢已经不重要了。他们觉得更重要的是，要怎么通过积攒积分兑换到玻璃墙上"看上眼"的东西。通过努力积攒积分而兑换到的"宝贝"会让孩子更加珍惜。此外，大部分奖品在网上就能淘到，物美价廉。价值较高的奖品只需要摆出一两件就足够了，因为绝大多数的孩子其实没有耐心积攒到那么多的积分，"见好就收"是普遍心理。

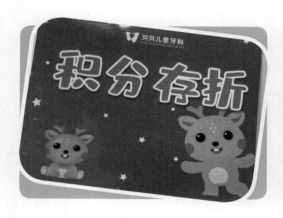
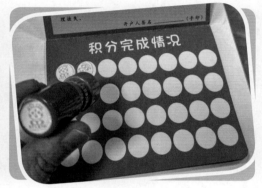

这样，既能让小朋友在付出努力后有所收获，又能让他们体会并珍惜这历经艰辛才换来的"宝贝"。当然，积分兑换奖品的方式仅仅是为了表达对孩子的赞许，我们更应该做的是在就诊过程中，让孩子充分认识到口腔问题会给自己带来的危害。最终，孩子会将对追逐积分的兴趣逐渐转移到对爱牙护牙的关注上，从而达到我们的目的——让孩子养成爱牙护牙的好习惯，拥有一口健康好牙，多一份自信。

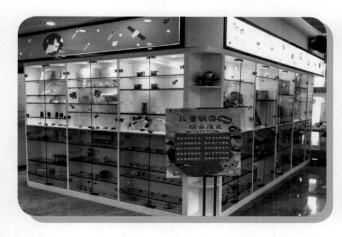
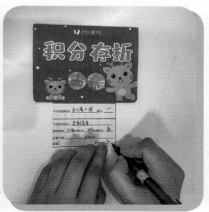

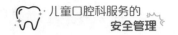
　　当然，并不是所有的小朋友都认可这样的方式。所以，除了积分兑换奖品这种方式外，还可以设置游戏硬币的奖励。硬币可以玩游戏、扭蛋、夹娃娃。这些既具有一定挑战性又不会造成安全问题的设备，孩子们也很喜欢。同时，门诊还准备多种多样的诸如小气球、小风车等小玩具，将它们穿插在孩子就诊过程的每个关键点，从而淡化孩子追逐积分的功利性，提升他们对诊所的好感度，让他们每次来到诊所都感觉"收获满满"。这样也可以使孩子改变对牙科诊所的刻板印象，让他们对牙科诊所的印象从"可怕的医院"变为"愉快的游乐场"。

# Chapter 3

# 第三章
# 牙医 "大变身"

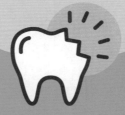

"这些穿白大褂的叔叔阿姨，肯定是来给我打针的！

好怕！"（孩子内心很抗拒）

如何改变这种印象呢？

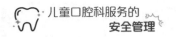
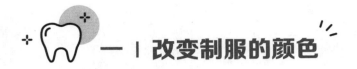

# 一丨改变制服的颜色

　　鲜艳明亮的颜色能够缓解儿童紧张、恐惧的情绪。对儿童口腔科医护制服颜色做出改变，能更好地拉近医护人员和孩子之间的距离，减少孩子就诊的焦虑和恐惧情绪。因此，我们大多会选择色彩鲜艳且富有特色的制服款式，看上去和"白大褂"有很大区别。有很多儿童医护人员会选择有卡通图案刺绣的大褂，也有专门定制其他带有卡通图案的便服。无论什么款式，只要让孩子第一眼看到医护人员时不会将其和"可怕的白大褂"联想到一起即可。

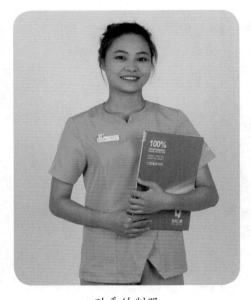

助手的制服

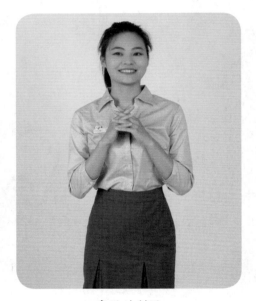

客服的制服

　　这是一个关于医护制服的真实故事：一天，一个5岁的小女孩第一次到我们诊所看牙，她和助手姐姐玩得很开心，非常配合助手姐姐进行牙齿清洗、拍摄，她的妈妈知道后也非常开心。等到要补牙的时候，漂亮的医生阿姨出场了，见到小朋友也是热情地打招呼。然而，孩子突然脸色一变，号啕大哭起来，大声喊道："我不要医生阿姨，我要姐姐弄牙！"医生随机应变，说道："我就是助手姐姐呀！"孩子抗拒说："你不是，你们穿的衣服不一样！"医生瞬间明白了，孩子是通过服装判断出了医生和助手的身份。于是，医生马上换上助手的服装，然后再进入诊室给孩子处理牙齿。结果，孩子全程都很配合。

这件事让我们明白，医护人员的服装颜色对孩子的就诊心理、就诊意愿有极大影响，颜色柔和且亲切感较强的服装可以起到视觉调节、心理舒缓等作用。从那时起，医生助手团队全部统一身穿让小孩感觉亲切的服装，避免再次出现类似的情况。

以前我们用不同颜色的服装来区分不同的职位，后来发现家长和孩子对服装的颜色比较敏感，这就导致就诊中有许多本可以由助手完成的工作，却由于家长对医生更加信任，几乎以"点诊"的方式让医生全部处理，经常使医生忙得晕头转向。

统一服装后，如果家长错把助手当医生，问一些很专业的问题，助手回答不出来怎么办？我们也考虑到了这个问题，所以会让团队人员平时收集常见问题，做好模拟训练，统一回复内容，做到不管是什么岗位，都能及时解答家长的常见问题。这样做一方面提升了全体员工的专业基础知识水平，避免前后回答不一招致家长怀疑，降低了沟通成本和被投诉的风险；另一方面无论家长询问到哪一个人，我们都能给出通俗易懂的答复，更能体现出我们的专业性，家长也会更加信赖我们。

晨会上，每个部门统计出在日常诊疗中所遇到家长提出的疑问，总结出最合适的回复内容并进行演练。也可以借助第三人称视角感受并提出意见、建议，最终确认答复内容后统一执行，并定期进行考核。

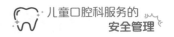

# 二 | 让医生和助手变身成"小动物"

　　与孩子第一次接触时，最重要的就是要给孩子留下美好的第一印象。通过长期在各类儿童教育机构学习考察，我们发现几乎所有老师在初次与小朋友打交道的时候，都会进行一次有意思的自我介绍：她们会用孩子认知范围内的事物来"替代"自己的真实名字，而小孩子对这样的介绍方式也更容易接受，记得又快又牢，老师们屡试不爽。因此，建议牙医在与小朋友沟通时尽量用小朋友认知范围内的事物来替代自己的名字，让小朋友减少陌生感、放松戒备。虽然很多牙医都有属于自己的英文名，但是在孩子面前，我们的名字越简单越好。

　　因此，就诊流程首先是通过助手引导小朋友进行自我介绍。紧接着，医护人员便开始通过动物扮演的方式来作自我介绍："你好呀，小朋友，我是帮你把小牙变整齐的大象哥哥！""我是帮你把小牙变白的小猫姐姐！"等，让孩子通过这种充满童趣的方式认识诊所的医护人员，用"哥哥、姐姐"来代替"医生、护士"等，有效拉近医护人员和小朋友的心理距离。

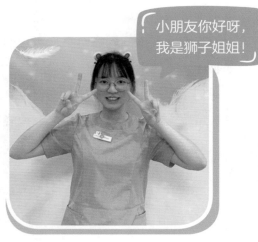

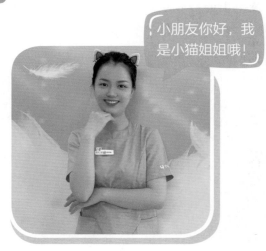

想了解孩子，要学会与孩子成为朋友。我们不只是要换掉孩子不喜欢的白大褂，还要学会与他们交流一些轻松的话题，改变自己平时过于严肃的神态和语言表达方式。孩子置身于陌生的环境时，自然而然地会感到害羞甚至胆怯。因此我们要主动打招呼，和孩子一起聊他们感兴趣的话题（如动画片等）；改变"医生"这个严肃的称呼，用形象易懂的语言跟孩子解释诊疗过程；改变牙科工具的叫法，如将其描述为"仙女棒""小花洒"等；在治疗过程中，不断对孩子的良好表现进行鼓励和赞扬。我们要创造一个符合儿童特质的诊疗空间和环境，从而缓解儿童的焦虑情绪。

团队人员要戴着口罩接诊，但我们可以通过头饰或者工牌上的动物小贴纸标示自身形象，消除孩子对陌生环境的恐惧，并打开话匣子。

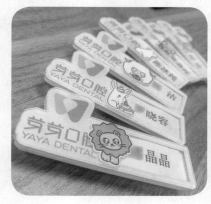 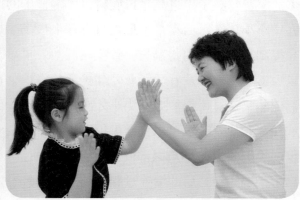

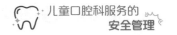

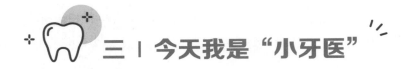

# 三 | 今天我是"小牙医"

　　牙病是儿童时期常见的多发疾病。为了培养孩子爱护牙齿的意识，减少对看牙的恐惧，门诊团队乃至家长想了很多办法，如家长讲故事、讲绘本；带孩子陪自己去看牙，希望帮助孩子了解更多的牙科知识等。然而，对于害怕看牙的孩子来说，他们对看牙依然有较大的抵触情绪。

　　经过多次深入的探讨，我们认为，想要普及"预防大于治疗"的理念，需要让更多的家长、孩子走进儿童口腔科，了解孩子的口腔情况。2015年，门诊开始定期举办"小小牙医"活动，从最初只有几个孩子参与到现在需要将每场活动参与家庭组数控制在20组以内。家长一致反映活动效果显著：孩子自从参加"小小牙医"活动以后就不那么害怕看牙了，爱牙护牙的意识也有了不同程度的提升。时至今日，我们依然坚持每周都举办"小小牙医"活动，让孩子们穿上可爱的小牙医服装，给小伙伴"看牙"，也可以自己模拟医生教大家刷牙，在这个过程中，孩子们能够学到很多爱护牙齿的小知识。最关键的是，通过游戏互动，小朋友对看牙的接受程度提高了很多，在之后的治疗过程中更加配合医生。

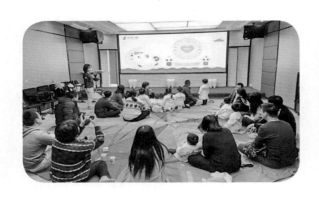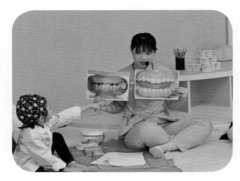

　　有时，我们也会邀请孩子的爸爸妈妈参与到活动中来，这也是难得的亲子活动机会。同样，家长们也可以在这个过程中学会如何保护好孩子的牙齿健康。孩子在活动中不仅克服了看牙恐惧、学到了知识，还锻炼了自己的交际能力。

　　下面展示"小小牙医"活动的部分执行流程表，供读者参考。

## 1. 我是小小牙医"亲子体验营"（基础版）

| 小小牙医亲子体验营 | | | | | |
|---|---|---|---|---|---|
| **活动时间** | **活动地点** | **合作商家** | **活动负责人** | **年龄** | **参加人数** |
| 2022-08-20 | 芽芽口腔 | ××银行 | 嘉柔 | 3~7岁 | 20个小朋友 |
| **活动流程** | | | | | |
| **时间段** | **活动主题** | **活动事项** | | **时长** | **工作人员及分工** |
| 18:30—19:00 | 布场 | 布置场地 | | 10分钟 | 嘉柔、林菲、烁纯、少丹、陈洁 |
| 19:00—19:30 | 签到 | 接待、穿小小牙医服装、贴名字贴 | | 30分钟 | 嘉柔、林菲、烁纯、少丹、陈洁 |
| 19:30—19:40 | 参观 | 参观诊所 | | 10分钟 | 嘉柔、少丹 |
| 19:40—20:00 | 爱牙科普 | 如何保护牙齿：圆弧刷牙法 | | 20分钟 | 课程老师：陈洁<br>课程助手：林菲 |
| 20:00—20:10 | 亲子手工 | 窝沟封闭手工（按照参加活动的人数提前准备好牙模、黏土材料、纸巾、棉签） | | 10分钟 | 手工引导：陈洁<br>发手工牙模及黏土材料：林菲<br>发棉签及纸巾：烁纯<br>回收示范牙模：少丹 |
| 20:10—20:25 | 实操刷牙 | 由助手姐姐们引领到刷牙池手把手教刷牙（按照参加活动的人数提前准备温水、一次性水杯、儿童牙刷、围巾、牙膏） | | 15分钟 | 围围巾：少丹、烁纯<br>发牙刷：嘉柔<br>挤牙膏：林菲<br>刷牙引导：陈洁 |
| 20:25—20:40 | 牙齿检查 | 8~10个小朋友为一组，分组进入诊室进行牙医职业角色扮演（一个助手姐姐给小朋友牙齿拍摄照片，一个助手姐姐协助并且简单讲解小朋友的牙齿情况及维护诊室秩序） | | 15分钟 | 拍内窥镜：林菲（童3诊室）、陈洁（童4诊室）<br>协助并讲解：烁纯（童3诊室）、少丹（童4诊室） |
| 20:40—20:50 | 颁奖合影 | 医生颁发奖状并集体合影 | | 10分钟 | 位置引导：陈洁<br>颁发奖状：烁纯<br>收奖状和牙刷：少丹 |
| | | 鹿芽芽互动 | | | 林菲（嘉柔协助） |
| 20:50—21:00 | 伴手礼 | 引导家长到前台预约时间，将奖状及伴手礼一起拿给家长 | | 10分钟 | 引导家长预约：陈洁<br>预约时间：烁纯<br>发放奖状与伴手礼：嘉柔、少丹 |
| 21:00—21:10 | 活动收尾 | 活动结束，全员一起收拾现场 | | 10分钟 | 全部人员 |

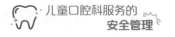
（续上表）

| 工作事项安排 | | |
|---|---|---|
| 项目 | 工作要求 | 负责人 |
| 物料准备 | 伴手礼×20：环保袋、护牙手册、牙刷<br>现场物料：一次性杯子×20、水壶×2、<br>小小牙医服（XXS码、XS码、M码）<br>×20、大牙模×1、示范牙模×3、一次<br>性棉签×10、一次性围巾×20、签到表<br>×1、手工牙模×20、超轻黏土材料×20 | 烁纯 |
| 诊室安排 | 提前准备好一次性薄膜、手套，打开牙<br>椅、系统图像采集仪 | 烁纯（童3诊室）<br>少丹（童4诊室） |
| 讲课老师 | ①使用麦克风，不允许使用扩音器<br>②互动时尽量让每个小朋友都上台回答问<br>题（可按照名单），引导活动的角度应方<br>便家长抓拍<br>③科普时不要挡到家长和小朋友视线<br>④活动结束前后需提及集赞抽盲盒活动 | 陈洁 |
| 活动助理 | 科普时协助讲解，刷牙实操及合照时协助<br>引导排队 | 林菲 |
| 活动拍照 | ①要求每个孩子至少有一张特写<br>②每个环节拍2~3张照片及一个小视频<br>③拍孩子特写镜头要拍到名字贴，以便后<br>续可以当素材发给家长<br>④空闲时要及时整理孩子镜头特写照片发<br>给客服号，及时转发给家长<br>⑤活动结束当天需制作出活动九宫格拼<br>图，1天内完成照片整理和活动视频制<br>作，存放于K盘 | 嘉柔 |
| 体检报告制作 | 活动结束后1天内完成活动的线上体检报<br>告制作并且转为PDF格式存放于K盘，打<br>包发送至客服号 | 陈洁 |

## 2. 我是小小牙医"亲子体验营"（专家科普版）

| 小小牙医专家版活动 | | | | | |
|---|---|---|---|---|---|
| 活动时间 | 活动地点 | 合作商家 | 活动负责人 | 年龄 | 参加人数 |
| 2022-8-14 | 芽芽口腔 | ××× | 嘉柔 | 3~7岁 | 20个小朋友 |

（续上表）

| 活动流程 | | | | | |
|---|---|---|---|---|---|
| 时间段 | 活动主题 | 活动事项 | 时长 | 活动区域 | 工作人员及分工 |
| 18:30—19:00 | 布场 | 布置场地 | 10分钟 | | 嘉柔、玉儿、烁纯、少丹、万凤 |
| 19:00—19:30 | 签到 | 接待、穿小小牙医服装、贴名字贴 | 30分钟 | | 嘉柔、玉儿、烁纯、少丹、万凤 |
| 19:30—19:35 | 参观 | 家长和小朋友一起参观诊所 | 5分钟 | | 少丹、玉儿 |
| 19:35—19:40 | 引导小朋友和家长分开 | 引导家长听主任宣讲 | 5分钟 | 儿童天地 | 少丹 |
| | | 引导小朋友分成两队到诊室做小牙医并用内窥镜拍照 | | | 玉儿、烁纯 |
| 19:40—20:10 | 小朋友活动 | 小牙医角色扮演 | 15分钟 | 诊室 | 玉儿（童3诊室）、烁纯（童4诊室）协助：万凤（童3诊室）、嘉柔（童4诊室） |
| | | 一个姐姐讲绘本故事 | 15分钟 | 儿童天地 | 玉儿 |
| | | 一个姐姐整理内窥镜照片统一存于U盘，并逐一发送给家长 | | 客服办公室 | 烁纯 |
| | 家长科普 | 为家长做儿童牙齿防蛀讲解和问题解答，分析本次检查结果 | 30分钟 | 隔壁康复 | 刘主任（主讲）少丹（协助） |
| | | 家长陆续收到我们发送的内窥镜照片，便于根据内窥镜照片进行现场提问 | | | |
| 20:10—20:25 | 亲子手工 | 巴氏刷牙法，窝沟封闭手工 | 15分钟 | 儿童天地 | 玉儿（主讲）烁纯（协助） |
| 20:25—20:35 | 实操刷牙 | 家长和小朋友一起到刷牙池实操刷牙 | 10分钟 | 刷牙池 | 围围巾：烁纯、嘉柔发牙刷：万凤挤牙膏：少丹刷牙引导：玉儿 |
| 20:35—20:40 | 颁奖合影 | 医生颁发奖状并集体合影 | 5分钟 | 前台 | 位置引导：玉儿发奖状：万凤收奖状和牙刷：烁纯 |
| | | 鹿芽芽互动 | | | 少丹（万凤协助） |
| 20:40—20:50 | 伴手礼 | 引导家长到前台预约时间，将奖状及伴手礼一起拿给家长 | 10分钟 | 前台 | 引领家长预约：玉儿预约时间：万凤发放奖状和伴手礼：嘉柔、烁纯 |
| 20:50—21:00 | 活动收尾 | 活动结束，全员一起收拾现场 | 10分钟 | | 全部人员 |

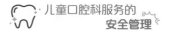 
（续上表）

| 工作事项安排 | | |
|---|---|---|
| 项目 | 工作要求 | 负责人 |
| 物料准备 | 伴手礼×20：环保袋、护牙手册、牙刷<br>现场物料：一次性杯子×20、水壶×2、小小牙医服（XXS码、XS码、M码）×20、大牙模×1、示范牙模×3、一次性棉签×10、一次性围巾×20、签到表×1、手工牙模×20、超轻黏土材料×20 | 清芬 |
| 诊间安排 | 提前准备好一次性薄膜、手套，打开牙椅、系统图像采集仪 | 万凤（童3诊室）<br>嘉柔（童4诊室） |
| 讲课老师 | ①使用麦克风，不允许使用扩音器<br>②互动时尽量让每个小朋友都上台回答问题（可按照名单），引导活动的角度应方便家长抓拍<br>③科普时不要挡到家长和小朋友视线<br>④活动结束前后需提及集赞抽盲盒活动 | 玉儿 |
| 活动助理 | 科普时协助，刷牙实操及合照时协助引导排队 | 烁纯（儿童区）<br>少丹（家长区） |
| 活动拍照 | ①要求每个孩子至少有一张特写<br>②每个环节拍2~3张照片及一个小视频<br>③拍孩子特写镜头要拍到名字贴，以便后续可以当素材发给家长<br>④空闲时要及时整理小朋友特写镜头照片发给客服号，并及时转发给家长<br>⑤活动结束当天需制作出活动九宫格拼图，1天内完成照片整理和活动视频制作，存放于K盘 | 嘉柔 |
| 体检报告制作 | 活动结束后1天内完成活动的线上体检报告制作并且转为PDF格式存放于K盘，由客服自行查看发送给家长 | 烁纯 |

## 3. 我是小小牙医"亲子体验营"（早教机构合作版）

| 蒙学谷小小牙医体验营 | | | | | |
|---|---|---|---|---|---|
| 活动时间 | 活动地点 | 合作商家 | 活动负责人 | 年龄 | 参加人数 |
| 2022-5-21 | 芽芽口腔 | ××× | 嘉柔 | 3周岁以下 | 20个小朋友 |
| 活动流程 | | | | | |
| 时间段 | 活动主题 | 活动事项 | | 时长 | 工作人员 |
| 20号下班前 | 布场 | 布置场地 | | 10分钟 | 全部人员 |
| 9:00—9:30 | 签到 | 接待、穿小小牙医服装、贴名字贴 | | 30分钟 | 全部人员 |

（续上表）

| 活动流程 | | | | |
|---|---|---|---|---|
| 时间段 | 活动主题 | 活动事项 | 时长 | 工作人员 |
| 9:30—9:40 | 参观 | 参观诊所 | 10分钟 | 烁纯、清芬 |
| 9:40—10:00 | 科普 | 音乐律动、健康牙会变大蛀牙图片引导、提供道具，观察牙齿模具，模仿刷牙 | 20分钟 | 蒙学谷老师 |
| 10:00—10:15 | 手工 | 制作橡皮泥牙齿 | 15分钟 | 蒙学谷老师 |
| 10:15—10:25 | 实操刷牙 | 由助手姐姐们引领到刷牙池手把手教刷牙（按照参加活动的人数提前准备温水、一次性杯子、儿童牙刷、围巾、面巾纸、垃圾桶） | 10分钟 | 清芬、少丹、烁纯、玉儿、万凤、嘉柔（引导刷牙） |
| 10:25—10:40 | 牙齿检查 | 刷完牙齿的小朋友，以8~10个小朋友为一组，分组进入诊室进行牙医职业角色扮演（安排2个诊室，由2名助手姐姐同时指导小朋友给其他小朋友拍摄内窥镜照片） | 15分钟 | 玉儿（童4诊室）少丹（童5诊室） |
| 10:40—10:50 | 颁奖合影 | 颁发小小牙医奖状并集体合影 | 10分钟 | 所有人（合照） |
| 10:50—11:00 | 伴手礼 | 引领家长到前台预约时间，将奖状、伴手礼一起拿给家长 | 10分钟 | 所有人（合照） |
| 11:00—11:10 | 活动收尾 | 活动结束，全员一起收拾现场 | 10分钟 | 全部人员 |
| 工作事项安排 | | | | |
| 项目 | 工作要求 | | 负责人 | 备注 |
| 物料准备 | 伴手礼×20：环保袋、护牙手册、牙刷现场物料：一次性杯子×20、水壶×2、小小牙医服（XXS码、XS码、M码）×20、大牙模×1、示范牙模×3、一次性棉签×10、一次性围巾×20、签到表×1、扩音器×4、手工牙模×20 | | 烁纯 | |
| 讲课老师 | 讲解口腔健康知识，科学刷牙方法 | | 嘉柔 | |
| 活动助理 | 布置场地、接待、准备茶水、活动结束负责收尾工作 | | 全员 | |
| 活动拍照 | ①要求每个孩子至少有一张特写②每个环节拍2~3张照片及一个小视频③拍孩子特写镜头要拍到名字贴，以便后续可以当素材发给家长④空闲时要及时整理小朋友特写照片发给客服号，并由专人及时转发给家长 | | 嘉柔 | ①要求每个孩子最少有一张特写②活动结束2天内将活动照片打包发送给客服③活动结束3天内将体检报告制作打包后发送给家长 |

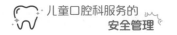
## 4. 我是小小牙医"亲子体验营"（金融机构合作版）

| 小小牙医（中国邮政储蓄银行）体验营 | | | | | |
|---|---|---|---|---|---|
| 活动时间 | 活动地点 | 合作商家 | 活动负责人 | 年龄 | 参加人数 |
| 2022-8-20 | 芽芽口腔 | ××× | 嘉柔 | 3~7岁 | 20个小朋友 |
| 活动流程 | | | | | |
| 时间段 | 活动主题 | 活动事项 | | 时长 | 工作人员及分工 |
| 18:30—19:00 | 布场 | 布置场地 | | 10分钟 | 嘉柔、清芬、林菲、烁纯、万凤 |
| 19:00—19:30 | 签到 | 接待、穿小小牙医服装、贴名字贴 | | 30分钟 | 嘉柔、清芬、林菲、烁纯、万凤 |
| 19:30—19:40 | 参观 | 参观诊所 | | 10分钟 | 林菲、万凤 |
| 19:40—19:50 | 金融知识宣讲 | 金融知识宣讲 | | 10分钟 | 银行工作人员 |
| 19:50—20:00 | 爱牙科普 | 如何保护牙齿：圆弧刷牙法 | | 10分钟 | 课程老师：烁纯<br>课程助手：清芬 |
| 20:00—20:10 | 亲子手工 | 窝沟封闭手工（按照参加活动的人数提前准备好牙模、黏土材料、纸巾、棉签） | | 10分钟 | 手工引导：烁纯<br>发手工牙模及黏土材料：清芬<br>发棉签及纸巾：万凤<br>回收示范牙模：林菲 |
| 20:10—20:25 | 实操刷牙 | 由助手姐姐们引领到刷牙池手把手教刷牙（按照参加活动的人数提前准备温水、一次性水杯、儿童牙刷、围巾、牙膏） | | 15分钟 | 围围巾：嘉柔、林菲<br>发牙刷：万凤<br>挤牙膏：清芬<br>刷牙引导：烁纯 |
| 20:25—20:40 | 牙齿检查 | 8~10个小朋友为一组，分组进入诊室进行牙医职业角色扮演（一个助手姐姐拍内窥镜照片，一个助手姐姐协助并且简单讲解小朋友的牙齿情况及维护诊室秩序） | | 15分钟 | 拍内窥镜照片：清芬（童3诊室）、烁纯（童4诊室）<br>协助并讲解：嘉柔（童3诊室）、林菲（童4诊室） |
| 20:40—20:50 | 颁奖合影 | 医生颁发奖状并集体合影 | | 10分钟 | 位置引导：烁纯<br>发奖状：万凤<br>收奖状和牙刷：清芬 |
| | | 鹿芽芽互动 | | | 林菲（万凤协助） |
| 20:50—21:00 | 伴手礼 | 引领家长到前台预约时间，将奖状及伴手礼一起拿给家长 | | 10分钟 | 引领家长预约：烁纯<br>预约时间：万凤<br>送伴手礼：嘉柔、清芬 |
| 21:00—21:10 | 活动收尾 | 活动结束，全员一起收拾现场 | | 10分钟 | 全部人员 |

（续上表）

| 工作事项安排 | | |
|---|---|---|
| 项目 | 工作要求 | 负责人 |
| 物料准备 | 伴手礼×20：环保袋、护牙手册、牙刷<br>现场物料：一次性杯子×20、水壶×2、小小牙医服（XXS码、XS码、M码）×20、大牙模×1、示范牙模×3、一次性棉签×10、一次性围巾×20、签到表×1、手工牙模×20、超轻黏土材料×20 | 林菲 |
| 诊间安排 | 提前准备好一次性薄膜、手套，打开牙椅、系统图像采集仪 | 嘉柔（童3诊室）<br>林菲（童4诊室） |
| 讲课老师 | ①使用麦克风，不允许使用扩音器<br>②互动时尽量让每个小朋友都上台回答问题（可按照名单），引导角度应方便家长抓拍<br>③科普时不要挡到家长和小朋友的视线<br>④活动结束前后需提及集赞抽盲盒活动 | 烁纯 |
| 活动助理 | 科普时协助，刷牙实操及合照时协助引导排队 | 清芬 |
| 活动拍照 | ①要求每个孩子至少有一张特写<br>②每个环节拍2~3张照片及一个小视频<br>③拍孩子特写要拍到名字贴，以便后续可以当素材发给家长<br>④过程中空闲时要及时整理小朋友特写照片发给客服号，并及时转发给家长<br>⑤活动结束当天需制作出活动九宫格拼图，1天内完成照片整理和活动视频制作，存放于K盘 | 嘉柔 |
| 体检报告制作 | 活动结束后1天内完成活动的线上体检报告制作并且转为PDF格式存放于K盘，并且打包发送给客服号 | 清芬 |

## 5. 我是小小牙医"亲子体验营"（企业/单位合作版）

| 狂欢派对（会员专享活动） | | | | | |
|---|---|---|---|---|---|
| 活动时间 | 活动地点 | 合作商家 | 活动负责人 | 年龄 | 参加家庭组数 |
| 2022-9-17 | 海帆亲子游泳 | ××× | 嘉柔 | 4~6岁 | 20组 |
| 活动流程 | | | | | |
| 时间段 | 活动主题 | 活动事项 | 活动内容 | 活动区域 | 时长 | 负责人 | 物料 |
| 18:00—18:30 | 布场 | 布置场地 | | | 30分钟 | 全部人员 | |

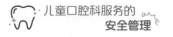
儿童口腔科服务的
安全管理

（续上表）

| 时间段 | 活动主题 | 活动事项 | 活动内容 | 活动区域 | 时长 | 负责人 | 物料 |
|---|---|---|---|---|---|---|---|
| | | | 活动流程 | | | | |
| 19:00—19:30 | 签到 | 换装游戏 | 贴名字贴、选道具、自己装扮 | | 30分钟 | 签到：万凤、小媛<br>服饰装扮：林菲、玉儿<br>协助：嘉柔、少丹 | 发箍、发饰套装、斗篷、眼罩 |
| 19:40—19:50 | 分组 | 抽签分组 | 抽签分成两组<br>A.小牙壮壮组<br>B.大牙胖胖组 | 儿童天地 | 10分钟 | 主持：嘉柔<br>协助：少丹<br>A组队长：林菲<br>B组队长：玉儿 | 抽签盒、标签、盲盒 |
| 19:50—20:00 | 开场 | 主持人开场 | 分发牙模，介绍流程和游戏规则，引导家长发朋友圈集赞 | | 10分钟 | 主持：嘉柔<br>协助：少丹 | PPT |
| 20:00—20:20 | 亲子游戏 | ①蒙眼贴牙齿 | 小朋友被蒙住眼睛，在家长的引导下，把牙齿贴到相应的位置上，用时较少一组全员获得道具牙齿1颗 | | 20分钟 | 主持：嘉柔<br>协助：少丹<br>A组队长：林菲<br>B组队长：玉儿 | 眼罩、黑板、手工牙模、小锣鼓，计时器 |
| | | ②闯关赢牙齿 | 各个家庭自行到各个诊室完成闯关任务，完成任务可获得相应牙齿<br>童1诊室：抽签回答问题（每回答3个问题可获得1颗道具牙齿）<br>童3诊室：夹黄豆（小朋友夹10颗，若大人顶替则夹30颗，分成两队进行比赛，较快一队获得2颗牙齿，较慢一队获得1颗，可重复挑战）<br>童4诊室：找牙齿（寻找被藏起来的20颗牙齿）<br>童5诊室：亲子互相拍内窥镜照片（完成可获得1颗道具牙齿） | 各诊室 | | 童1诊室：林菲 | 关于爱牙护牙的问题若干 |
| | | | | | | 童3诊室：玉儿 | 黄豆、一次性杯子、一次性筷子、计时器 |
| | | | | | | 童4诊室：嘉柔 | 手工牙模若干 |
| | | | | | | 童5诊室：少丹 | 保鲜膜、手套 |
| | | ③一起来刷牙 | 小朋友到刷牙池完成刷牙任务，并且完成一张亲子照拍摄 | 刷牙池 | | 万凤、小媛 | 一次性水杯、牙刷、牙膏、水壶、围巾 |

（续上表）

| 活动流程 | | | | | | | |
|---|---|---|---|---|---|---|---|
| 时间段 | 活动主题 | 活动事项 | 活动内容 | 活动区域 | 时长 | 负责人 | 物料 |
| 20:20—20:30 | 芽芽庆生 | 一起吃蛋糕 | 切蛋糕，吃蛋糕 | 儿童天地 | 10分钟 | 引导：嘉柔<br>切蛋糕：少丹（扮演鹿芽芽）<br>分蛋糕：林菲、玉儿、万凤、小媛 | 蛋糕 |
| 20:30—20:50 | 颁奖合影 | 颁奖合影 | ①统计获得最多牙齿的小朋友，分出第1、2、3名，其余为最佳护牙奖<br>②统计朋友圈集赞最多的一组家庭 | | 20分钟 | 引导：嘉柔<br>公布成绩：少丹（扮演鹿芽芽）<br>颁发礼物：玉儿、林菲<br>合影：所有人 | 冰雪人物剪纸×10<br>冰雪折纸×10<br>迪士尼贴画×10<br>削笔机×10<br>爱莎补习袋×10<br>蜘蛛侠补习袋×10<br>爱莎书包（红）×2<br>爱莎书包（蓝）×2<br>蜘蛛侠书包×2<br>蜘蛛侠保温杯×5 |

| 工作事项安排 | | |
|---|---|---|
| 项目 | 工作要求 | 工作人员 |
| 活动拍照 | ①要求每个孩子至少有一张特写照片<br>②每个环节拍2~3张照片及一个小视频<br>③拍孩子特写镜头要拍到名字贴，以便后续可以当素材发给家长<br>④空闲时要及时整理小朋友镜头特写照片发给客服号，再由专人及时转发给家长 | 拍摄：烁纯、林菲<br>发照片给家长：林菲 |

## 6. 我是小小牙医"亲子体验营"（游戏手工版）

| 小小牙医主题活动 | | | | | |
|---|---|---|---|---|---|
| 活动时间 | 活动地点 | 合作商家 | 活动负责人 | 年龄 | 参加家庭组数 |
| 2022-4-10 | 芽芽口腔 | ××× | 嘉柔 | 6~7岁 | 11组 |

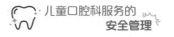
（续上表）

| 活动流程 | | | | |
|---|---|---|---|---|
| 时间段 | 活动主题 | 活动事项 | 时长 | 工作人员及分工 |
| 18:10—18:30 | 布场 | 布置场地，到康复中心搬借桌椅 | 20分钟 | 嘉柔、万凤、烁纯、林菲、少丹、思远 |
| 19:00—19:30 | 签到参观 | 接待、添加客服二维码、穿小小牙医服装、贴名字贴、参观诊所、介绍活动流程 | 30分钟 | 嘉柔、少丹、烁纯、清芬 |
| 19:30—19:40 | 讲故事 | 讲爱护牙齿小故事 | 10分钟 | 烁纯（讲课老师）少丹（课程助理） |
| 19:40—19:50 | 认识牙齿 | 爱牙科普，口腔知识小讲座（如何保护牙齿以及圆弧刷牙法） | 10分钟 | 烁纯（讲课老师）少丹（课程助理） |
| 19:50—20:20 | 亲子手工 | 美学馆老师带领小朋友做亲子手工 | 30分钟 | 美学馆老师 |
| 20:20—20:40 | 牙齿检查 | 6个小朋友为一组，分组进入诊室进行牙医职业角色扮演（安排2个诊室，由4名助手姐姐同时指导小朋友给其他小朋友拍摄内窥镜照片） | 20分钟 | 烁纯（童3诊室）少丹（协助）嘉柔（童4诊室）清芬（协助） |
| 20:40—20:50 | 颁奖合影 | 医生颁发奖状并集体合影 | 10分钟 | 所有人（合照） |
| 20:50—21:00 | 伴手礼 | 引领家长到前台预约时间，将奖状及伴手礼一起拿给家长 | 10分钟 | 烁纯（引领家长预约）嘉柔（预约时间）少丹（送伴手礼） |
| 21:00—21:10 | 活动收尾 | 活动结束，全员一起收拾现场 | 10分钟 | 全部人员 |
| 工作事项安排 | | | | |
| 项目 | | 工作要求 | 负责人 | 备注 |
| 物料准备 | | 伴手礼×11：环保袋、护牙手册、牙刷、牙线棒 现场物料：小小牙医服（S码、M码）×11、大牙模×1、示范牙模×3、签到表×1、奖状×11、扩音器×3 | 清芬 | |
| 讲课老师课件准备 | | （小小牙医儿童亲子体验营） | 烁纯 少丹 | |
| 活动助理 | | 布置场地、接待、准备茶水、活动结束收尾 | 嘉柔 | |
| 活动拍照、体检报告制作 | | 每个环节拍照，制作体检报告 | 嘉柔 | ①要求每个孩子最少有一张镜头特写照片 ②活动结束后2天内将活动照片打包发送给美学馆 ③活动结束后3天内将体检报告制作完成后转为PDF格式并打包后交由佳霓发送给家长 |

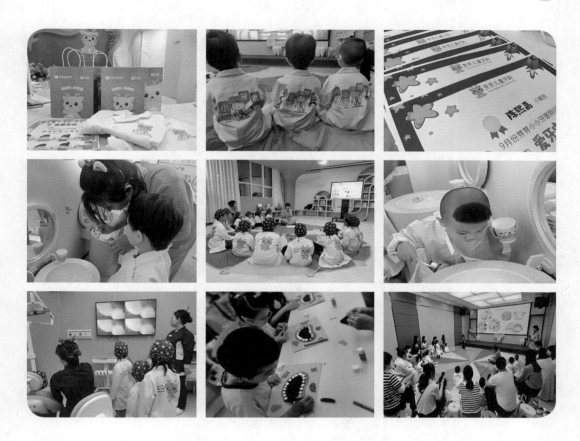

　　我们多年来坚持开展 "小小牙医" 活动，希望通过多种形式提高家长对孩子牙齿健康的重视程度，这个过程中我们也在不断优化活动内容和形式。最终，根据活动场景、活动主题、活动人数、团队工作人员的不同，我们形成了不同的活动方案。

　　我们希望通过不同形式的活动，让家长和孩子更加重视牙齿健康，让孩子从小养成爱牙护齿的好习惯。这些活动，也对门诊品牌有一定的宣传作用。

# Chapter 4

# 第四章
# 在安全服务细节上做足文章

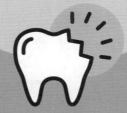

关注孩子的安全细节问题，

应成为每一位儿童口腔科医生职业道德的重要守则。

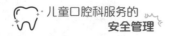

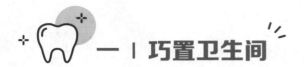
一丨巧置卫生间

相信大家在诊所看牙时，总会遇到一些"喜欢上厕所"的孩子。

> 助手姐姐："宝贝，我们可以去检查牙齿啦！"
>
> 宝宝："妈妈，我想要上厕所。"
>
> 妈妈："你刚刚不是去过了吗？"
>
> 宝宝："我还想去，我要上厕所。"
>
> 妈妈："好吧！那你要快一点呦！"
>
> 五分钟过去了……
>
> 妈妈："你好了没有？你在里面干什么？"

当孩子对看牙还不够了解时，紧张感和恐惧感会让他们想方设法拖延时间不去诊室或逃离诊室，厕所成了孩子们的"临时避难所"。当要看牙时，孩子总会说："我要上厕所！"他们一进厕所，就直接锁上门，故意躲在里面不出来。每次遇到这样的事情，我们和家长都既担心又着急，只能连哄带骗让孩子出来。

如果孩子在里面闹腾，至少家长还能知道孩子是因为害怕看牙，有情绪才躲在厕所里面；但是如果孩子躲在里面不吭声，或者躲在厕所里很久，加之看不见里面的实际情况，家长们难免会担心。因此，我们迫切需要解决孩子为逃避看牙借上厕所之由躲进厕所不出来的问题。

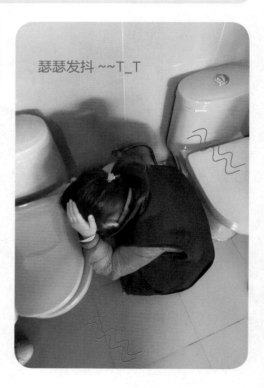

## 1. 厕所有"玄机"

针对这一问题，团队及时开会讨论，根据实际情况设计出儿童专属卫生间，如果最初装修时考虑不周，最后只能想方设法进行改造。除了和诊所的主题设计保持一致以外，更重要的是要让卫生间使用起来更安全。为了减少家长的担心，厕所的门上设计配备了"小观察窗"。观察窗虽小，但能清楚地看到孩子在卫生间里面的情况，方便家长了解孩子的"动向"。同时，小朋友知道家长可以透过小窗"观察"自己，对自己逃避看牙的拖延行为也会有所收敛。我们在"小观察窗"的高度设计上也做了充分的考虑，窗户高度适中，恰好安装在家长能够看到，而其他小朋友看不到的位置，能切实保护孩子的隐私。

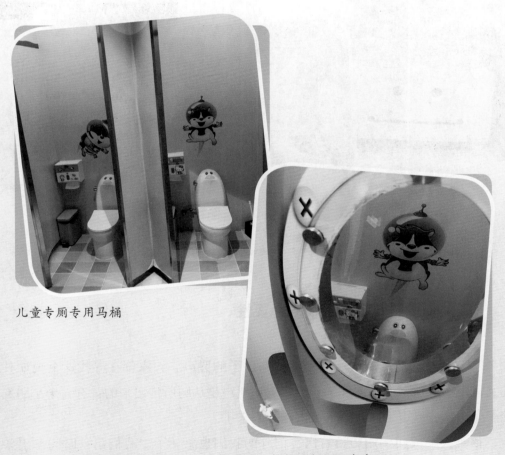

儿童专厕专用马桶

儿童专厕家长观察窗

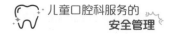 
　　改造后的小卫生间，不仅能给小朋友一些私密空间，也能让小朋友卸下对诊所的防备心理。因此，在小马桶和洗手盆的款式、规格选择上要多花心思，宜选用色彩绚丽、儿童专用的产品，孩子会感到开心，家长也会更放心。我们也应考虑到部分孩子尚且无法单独上厕所，仍需要家长陪伴的情况。所以，我们在儿童卫生间旁边，设立了一个独立封闭式成人卫生间，同时解决了家长的如厕问题。我们对儿童专用厕所的优化改造，目的就是要提升孩子和家长的体验感，解决家长对孩子"如厕问题"的烦恼。

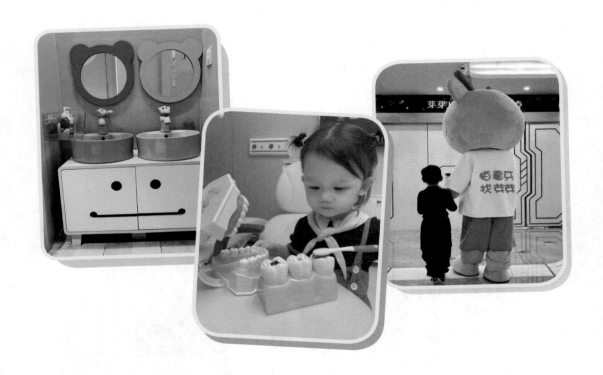

## 2. 关于设置儿童安全锁的必要性
　　——事件回顾：卫生间的安全隐患

　　一个忙碌的下午，诊所内突然传来孩子的哭声。大家都在寻找这个突如其来的哭泣声到底从何而来。仔细一听，发现哭声是从厕所传出来的：有一个小朋友跑到了旁边的成人卫生间，结果被困住出不来了。

　　孩子大哭大叫，用力拍着门，门外的我们也急坏了。我们第一时间拿出备用钥匙尝试开门，但是孩子因为慌乱紧张，把内锁给拧乱了（应该是把暗锁锁起来了），导致我们打不开门。后来家长闻声赶来，听到孩子的哭声，特别着急，想要把门踹开。担心暴力踹门会伤到孩子，我们赶紧制止了家长的行为，并安抚家长：如果暴力把门踹开，可能会伤到里面的孩子，先冷静下来交给我们处理。

这个时候，我们先安抚好孩子的情绪，让孩子知道爸爸妈妈都在门外。然后，我们引导孩子按照我们的方法一步一步操作，并且不断鼓励孩子："你是一个很勇敢的孩子，大家都相信你一定可以很棒地解决问题哦！不着急，我们慢慢来哈！"当孩子的情绪稳定后，他一步步照做，门终于打开了。看着孩子满头大汗、哭着扑进妈妈的怀里时，我们长舒一口气，也对此愧疚不已。

事情解决后，我们马上想到更换门锁，以杜绝这样的事情再次发生。但是经过讨论，大家认为如果孩子太小，即使换成容易打开的锁，可能也无济于事，无法根本解决问题。最终我们决定把门锁位置升高到1.6米高的地方，让年纪小的孩子够不到，尽量避免类似情况再次发生。

这件事之后，我们意识到配备儿童安全门锁的重要性，成人卫生间的门锁也要设置到幼儿够不着的高度，以避免孩子误锁门的情况再次出现。现在的儿童安全锁不同于传统门锁，只需轻轻一拉，通过吸力就可以使门关起来并锁住，开门则用力推即可。虽然是发生在诊所里的小事件，但是我们同样要重视，避免意外再次发生。

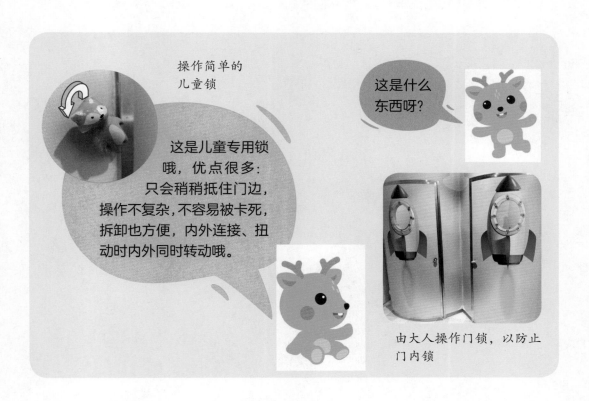

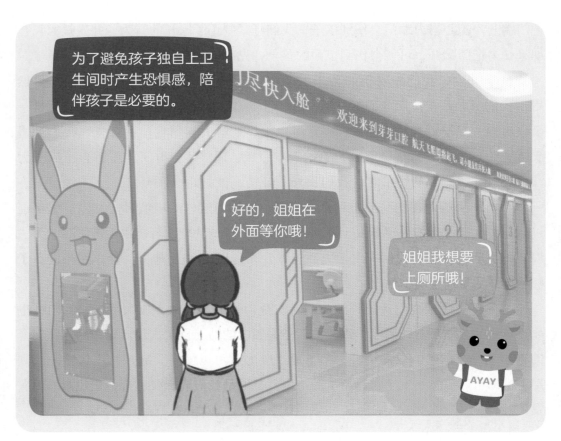

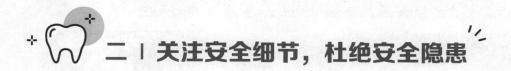

# 二 | 关注安全细节，杜绝安全隐患

安全无小事，平时工作区域可能会放置一些小物品，包括牙签、笔、剪刀等尖端比较尖锐的物品。这些小物品，往往存在着容易被我们忽略的安全隐患。在工作中，我们经常需要用笔让顾客在知情同意书上签字。家长签字后，可能随手就将笔放在了桌子或椅子上，假如我们没有及时收好，笔被小朋友拿来随意玩耍就非常危险，一不小心被扎伤，就会有很多不必要的麻烦。

## 1. 尖锐物品

牙签在牙科诊所不是必需品，我们提倡用牙线替代。除牙签外，各种有可能会给儿童带来伤害的小物品，一定要按流程使用并及时归位。我们一定要关注细节，防微杜渐。做到物归其位，经常检查，避免意外发生。

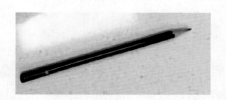

## 2. 电源插座

细节体现用心，电源插座就是一个"大有文章"的小细节。由于现在大家经常会用到充电器、电风扇等，诊所各处也都有电源插座、电排插。这些插座的位置通常比较明显，如果有调皮的小朋友好奇地把他们的小手指插入插孔，家长们看到后有什么反应？他们大多会惊叫着大声制止，同时也会对诊所产生不好的印象。因此，为避免小朋友因乱碰或意外碰触插座触电，我们最好给插座装上儿童防触电插座保护盖，家长留意到这一细节，便能体会到我们服务的用心。现在的插座保护盖款式多样，我们可以选择带有卡通图案的插座保护盖，既实用美观，又能保护孩子。

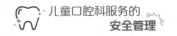

电源、电排插应贴上明显的防护标识。

电排插！
勿触碰！

### 3. 电风扇

夏天天气炎热，诊所的空调、风扇免不了长时间地运转。小朋友对任何事物都充满好奇，假如伸手去触摸扇叶，那将是一件非常危险的事情。因此，我们一定要做好防护，建议不要使用传统风扇，或者将风扇安置在孩子触碰不到的地方。如果条件允许，建议改用无叶风扇或者改用空调。

### 4. 易碎物品

易碎物品，例如玻璃杯、陶瓷杯等，最好放置在较高的、安全的地方。我们参观学习时，经常能看到很多诊所使用造型时尚漂亮的玻璃杯、陶瓷杯去盛装咖啡

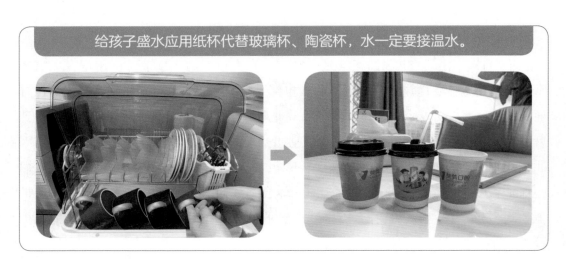

给孩子盛水应用纸杯代替玻璃杯、陶瓷杯，水一定要接温水。

等饮品。这时候，更加需要做好安全防护，不要让小朋友轻易触碰到这些易碎物品，避免不慎打碎这些易碎物品而伤及自身。因此，建议定制具有诊所标识的一次性纸杯，既安全又卫生。

### 5. 饮水机

饮水机是每个诊所的必备品，通常不止一台。而水是孩子非常喜欢的"玩具"，孩子们见到水就抑制不住想去触摸。当小朋友们在好奇心的驱动下去按出水按钮时，假如出来的刚好是热水，那嫩嫩的小手就很可能会被烫伤。所以建议诊所购买饮水机时，选择带有儿童安全锁功能的饮水机，降低烫伤孩子的可能性。

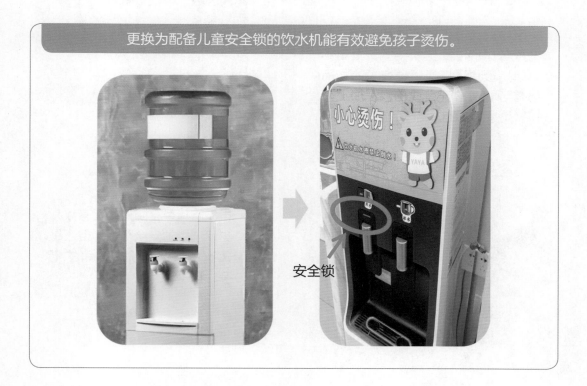

更换为配备儿童安全锁的饮水机能有效避免孩子烫伤。

安全锁

### 6. 桌子棱角

我们一定要留意诊所里带棱角的地方，比如前台的桌角、茶几的桌角等。活泼好动是孩子的天性，蹦蹦跳跳中总有不慎磕碰到的时候。在诊所里，孩子出现任何问题，我们都有责任。所以，我们强烈建议在各种坚硬物品的边角上做好防护。在采购诊所所需桌椅时，应尽量选择圆桌或者棱角较少的桌椅，并在棱角处加上防撞软垫，这样即使孩子磕碰到也能最大限度减轻伤害。

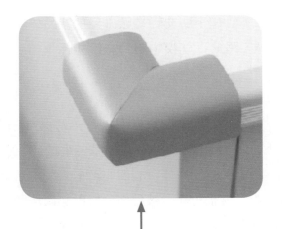

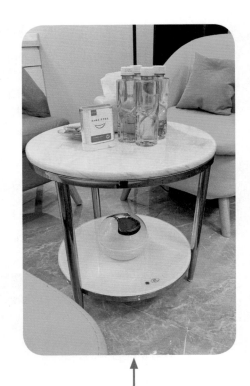

诊所中有大量尖锐桌角和利器，它们是常见的"安全杀手"。桌角不单单指饭桌，任何坚硬有角的物品都有可能对孩子造成伤害。加上防撞软垫是必要的。

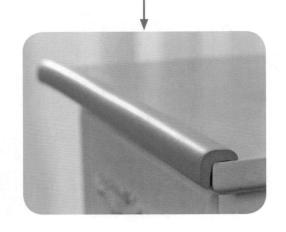

虽然防撞条、防撞角能有效减少诊所中的安全隐患，但还是建议尽量选择没有棱角的桌子、椅子等。

### 7. 小玩具

孩子们都很喜欢积木，因为积木可以被拼成孩子们喜欢的各种形状，如小机器人、小卡车、小飞机、各式卡通人物造型等。但是，这些小积木往往也存在着安全隐患。五颜六色的小积木就像糖果一样，如果孩子较小不懂事，容易把积木放到嘴巴里，出现误吞误吸的情况。所以，建议将小积木换成孩子们同样喜欢的大块积木。可能有人会觉得，孩子们就喜欢那些精致小巧、五颜六色的小积木，换成大块的他们未必会喜欢。其实，对于小朋友来说，当他有太多选择的时候，往往会倾向于选择一些他认为更具有挑战性的东西。那么，我们就不给孩子选择的机会，只给他们一些安全的、容易消毒的益智类玩具。这样既有益于开发孩子的思维、锻炼他们的动手能力，又能保证安全。

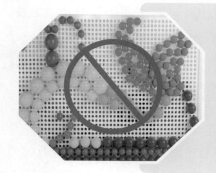

市面上的小蘑菇玩具，色泽亮丽，深受孩子们的喜爱。但是不建议诊所选择这类玩具。因为这类玩具看上去就像软糖一样，色泽鲜艳诱人，有的小朋友可能就会出于好奇将他们放进嘴里"尝一尝"，导致出现误吞或误吸情况；还有的孩子喜欢把它们塞到鼻子或耳朵里，也容易导致严重后果。因此，在玩具选择上应选择体积较大、圆滑平整的玩具。

诊所应该保证玩具的卫生安全，定期清洗消毒，贴好标识，同时备消毒登记表，记录消毒流程，防止病原体滋生传播。细节体现用心，贴心服务更能赢得家长的认可。

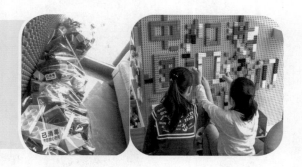

## 8. 毛绒玩偶

孩子们都喜欢毛茸茸的玩偶，经常对它们又亲又抱，很多诊所也配备了毛绒玩偶。那么，毛绒玩偶，究竟好不好？需不需要配备？

先给大家讲一个真实案例：一个小朋友在诊所看完牙后回到家里，家长发现小朋友一直说胳膊痒，一直抓，把手臂抓得通红，并且逐渐蔓延到脖子、脸上，还起了小疹子，有的地方甚至抓出了血痕。这可把家长吓坏了，赶紧带孩子去医院就诊，经诊断是过敏。家长很奇怪过敏原从何而来，经过一轮仔细回想、排查，终于想起孩子在看牙过程中，一直抱着一只毛茸茸的小兔子玩偶。家长便坚信是毛绒玩偶兔导致小朋友过敏，打电话来投诉："你们诊所的物品超级不卫生！我们家孩子现在全身瘙痒，情况很严重！都得住院治疗了！"甚至还跟院方说："如果孩子有什么三长两短，我们一定会追究你们的责任！"家长对诊所的印象一落千丈。

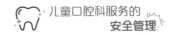
　　毛绒玩偶，容易因为静电吸附一些粉尘或者小碎屑，如果不定时清洁消毒，会滋生细菌，容易导致与之亲密接触的孩子出现皮肤过敏。原本是用来安抚孩子的毛绒玩偶，如果变成导致孩子过敏的"罪魁祸首"，那就得不偿失了。此外，诊所在选择毛绒玩偶的时候一定要多留意材质。

　　我们之前参观其他诊所，看到他们会把很多毛绒玩偶放到一个非常大的消毒柜里面，消毒柜放在显眼的位置进行杀菌消毒。据他们说，当家长目睹玩具是消毒过的，就会比较放心。如果孩子出现过敏的情况，也不会一下子就归咎于诊所。但这样的方法能否真正起到消毒杀菌的作用尚不清楚。因此我们不妨转换一下思路，找一些替代的玩具，既能降低成本，又能起到同样的作用。

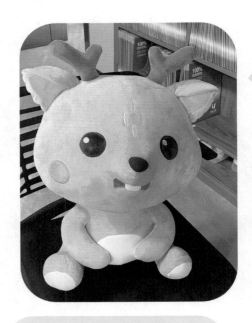

安全级泡沫娃娃能有效减少过敏原。

公仔外形的智能机器人也备受小孩子青睐，可取代毛绒玩偶。

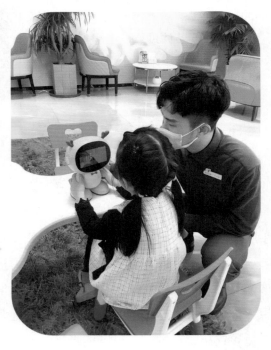

　　如何科学地选择玩具呢？诊所在选择玩具时，一定要选择危险性低的玩具。玩具越大越好，其零部件越少越好。同时，我们还应该注意选择尺寸大于孩子口腔张开直径的玩具，这样才能有效防止误吞误吸。此外，孩子喜欢用手乱摸乱丢，有些带孔洞的玩具会被孩子当成"戒指"套在手上，一旦玩具卡住孩子的手指容易使孩子受伤。所以，有孔洞的玩具也应当谨慎选购。

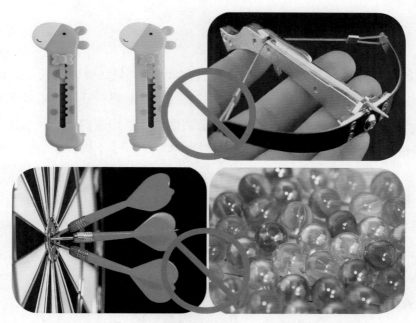

儿童口腔科诊所要注意避免选择对孩子来说有安全隐患的玩具

# 三 | 巧用游戏化场景对孩子进行引导

诊所的场景布置和游戏设备布置，在装修设计初期就要做好规划，围绕"我们希望最终达到什么样的效果，家长和孩子通过场景对我们诊所会有什么样的印象（如：高档、温馨、干净、整洁），我们希望借助场景让他们了解什么（如：诊所发展史、团队实力、设备设施、接诊量）"这些思考方向来展开布置。

从家长和孩子进入诊所开始，诊所的工作人员就应该热情、迅速地接待，每一步都体现"管家式"服务。家长和孩子走出电梯后，工作人员应立刻主动上前迎接，简单问候并引导其入座休息，随后让家长和孩子选择饮品，倒水、寒暄；与小朋友互动，将场景作为切入点，让家长和小朋友沉浸在环境中。

从候诊到就诊，可以巧妙运用墙面的布置进行引导性沟通，创造一个舒适、人性化的诊疗环境。如果诊所采用会员制，可以在显眼的区域摆放会员活动照片、会员代言人照片、活动场所照片等，体现会员客户享受到治疗以外的其他多元化服务，让家长了解会员客户的福利。

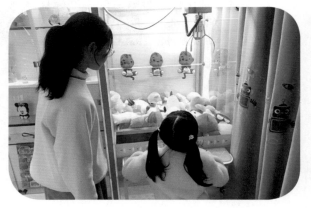

爱玩是孩子的天性。设置场景时，可以适当加入"护牙闯关游戏"设计，迎合小朋友的"综艺"体验感偏好，通过完成"护牙闯关任务"潜移默化地增强孩子的护牙意识。同时，闯关游戏能让孩子快速融入场景，在闯关过程中体验成功的喜悦，自然而然地克服害怕和

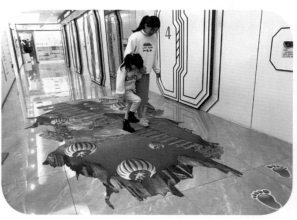

恐惧。我们可以把想让孩子了解的内容巧妙地融入玩乐过程中，寓教于乐，给孩子创造一次愉快的治牙体。

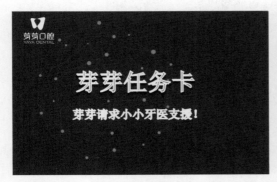

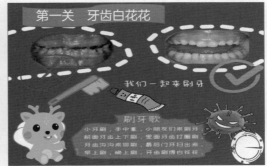

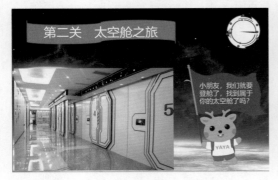

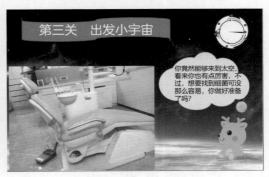

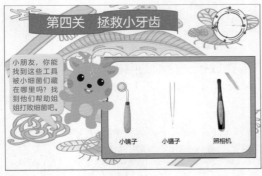

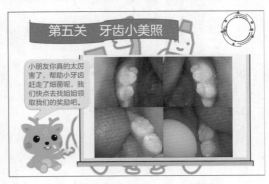

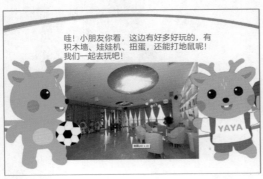

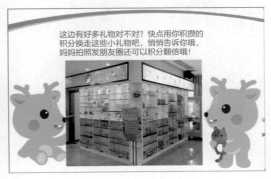

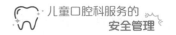
可以将门诊接待流程进行游戏化设计，门诊接待流程图示如下：

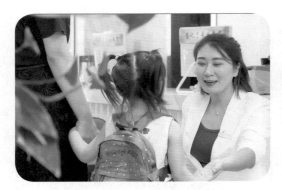

① 进门亲切迎接，让孩子放下戒备

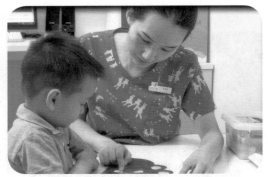

② 和孩子一起玩"护牙闯关游戏"，促进交流，消除孩子的恐惧

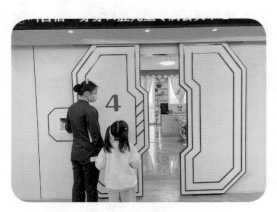

③ 引领孩子进入"太空舱"诊室

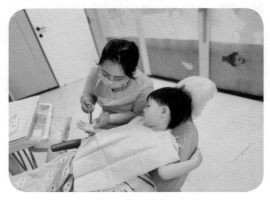

④ 播放孩子喜欢的电视节目，认识牙科器械

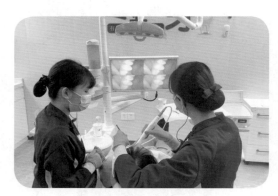

⑤ 给孩子牙齿拍照，检查小牙齿

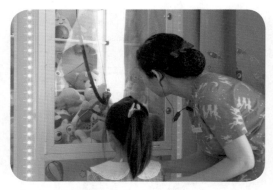

⑥ 治疗结束后带孩子夹娃娃

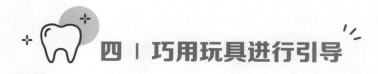

## 四｜巧用玩具进行引导

### 1. 儿童贴纸

充满童真童趣的儿童贴纸，色彩鲜艳、耀眼夺目，受到不同年龄段孩子的喜爱。在诊疗过程中，可以利用儿童贴纸提高孩子的就诊积极性，用贴纸拉近孩子和医护人员的距离。

现在网络平台上可供采购的贴纸种类繁多，价格实惠，可以多购买一些受小朋友欢迎的种类，如卡通人物贴纸。但是需要注意的是，不能把贴纸一次性全部拿出来给孩子挑选。因为如果孩子想要什么就即时满足，他们就不会珍惜，贴纸于他们而言就没有吸引力了。我们可以在了解孩子喜欢看的动画片时，选一张合适的贴纸，在沟通引导他们克服困难或者在诊疗结束时作为奖励送给他们。

我们在初诊收集孩子资料时，其中有一项内容就是让家长填写孩子喜欢的动画片。了解孩子喜欢的动画片并选好对应的贴纸，在就诊过程中作为小惊喜送给孩子，可以拉近和孩子之间的距离，也是对孩子优秀表现的奖励。这样一来，孩子会怀着对贴纸或礼物的憧憬，期待下一次的门诊看牙之旅。

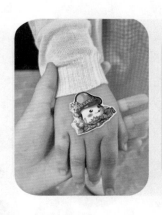

观察发现，孩子都对贴纸情有独钟。他们会把喜欢的贴纸贴在自己的文具盒或书包上。

### 2. 指甲贴

小女孩都特别爱美，当她们看到五颜六色的指甲时，其实特别羡慕，期待拥有一样漂亮的指甲。为了满足小朋友的愿望，我们可以买些指甲贴，作为小礼物送给

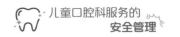

她们。指甲贴款式丰富，花样百变，也比较耐用。我们可以选择不同动画片主人公的指甲贴。在小朋友来就诊的时候送给她们，她们会特别开心："哇，我也有一个很漂亮的指甲贴了！"

上面的例子是为了告诉大家要洞察孩子的"小心思"。虽然很多都是简单的小玩意，但是家长一般不会随意给孩子购买，我们就当是给孩子们准备的小惊喜。我们用心，孩子开心，家长高兴。

### 3. 恐龙蛋

现在的玩具款式多样，造型新颖，色彩绚丽，很多小朋友都有一筐玩具，这也让他们对玩具的要求越来越高。我们在选择玩具时就要动动脑筋，花花心思，找一些在商场较少见到、造型独特的玩具。基于此，我们选择了恐龙蛋。

恐龙蛋不仅能提高孩子的观察力，还能激发他们的探索欲望。由于它不太常见，诊所的医生第一次看到时都"无从下手"，不知道该怎么玩。所以孩子们第一次看到它时，经常会问："怎么把这个蛋里面的恐龙取出来？是捏碎，还是砸烂？"这话让人忍俊不禁。其实，在恐龙蛋上面有个小孔，只需要把恐龙蛋放到水里，水通过小孔进入内部后，恐龙蛋就会自行"裂开"，恐龙就"孵"出来了。

模拟恐龙孵化的过程需要一定的时间。我们可以在这时候，引导孩子去观察恐龙诞生的过程，还可以和孩子互动，让孩子猜猜恐龙蛋里面到底是霸王龙、剑龙还是翼龙。看着小朋友充满期待的眼神，医生可以和小朋友说："那你下次来的时候，一定要记得悄悄告诉我哦。"这样，就跟孩子定下约定，也创造了我们和孩子之间的"小秘密"。

大部分男孩子都是恐龙迷，所以，我们对恐龙要有所了解。对于常见的几种恐龙（比如霸王龙、三角龙、翼龙等），我们一定要知晓一二，做到"张口就来"，

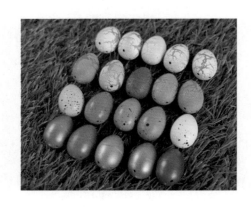  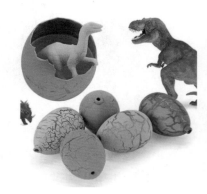

才能在孩子心中"建立威信"。不然的话，孩子会觉得我们是"门外汉"，丧失与我们交流的兴趣。有时，我们也可以故意说错，让小朋友来"纠正"，创造新的话题。所以，与孩子沟通是有技巧的，必要时让自己"变成孩子"，才能更好地和孩子成为朋友。

### 4. 奥特曼卡牌

近些年，小朋友们的游戏圈"新贵"当属奥特曼卡牌。对于奥特曼卡牌，他们特别喜欢，爱不释手。

奥特曼卡牌种类繁多，分不同级别、不同的攻击指数和防御指数。虽然我们至今仍无法弄清孩子喜欢奥特曼卡牌的原因，但为了拉近与小朋友的距离，也需要认识一些基本的奥特曼角色。市面上的奥特曼卡牌价格不一，我们可以事先了解一些卡牌游戏规则，准备一些深受孩子喜爱的卡牌，作为配合看牙过程的奖励赠送给孩子，从而搭建与孩子们情感沟通的桥梁。

我们在和孩子沟通的时候，需要掌握一定的技巧，不能敷衍，因而有必要多了解一些儿童心理知识，知道不同年龄段孩子的行为习惯、喜欢的话题、走进他们心里的方式等。我们要充分尊重、理解和接纳孩子的想法，保持一颗童心，只有多沟通、勤摸索、善总结，才能知晓如何与不同性格的孩子友好相处。唯有真正用心，才能让孩子信任我们，配合我们完成诊疗。

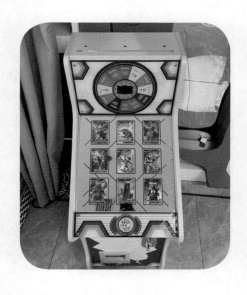
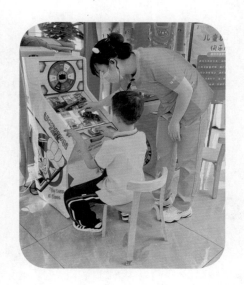

# Chapter 5

## 第五章

# 在安全服务品质上做好文章

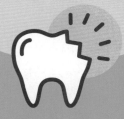

你们医生就是喜欢夸大其词，我们邻居的孩子一口蛀牙，也没有你说的疼呀，肿呀……你们一处理，我的孩子就疼了！

这样的话是不是很耳熟？

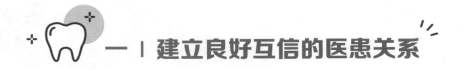

# 一 | 建立良好互信的医患关系

随着社会的发展，各行各业都会因为面临种种生存挑战，而不得不想出各种各样的营销策略，这些营销策略在百姓眼里就是各种"套路"，所以现今百姓都会谨慎消费，口腔医疗行业也不例外。同时，医疗行业的价格战也愈演愈烈，百姓难免对民营牙科越来越不信任。

汕头芽芽口腔门诊部自成立以来，一直秉持着要让家长清晰了解所有治疗项目、清楚孩子目前的口腔状况并根据自身意愿决定是否接受治疗的原则，以此增加家长对我们的信任。如果家长们在了解相关情况后决定不接受治疗，我们也不会冷脸相对，归根结底，我们的目的是要解决孩子的口腔问题。因此，我们在门诊墙面挂有本地地图，地图上清晰标记出本地区的牙科机构，我们会建议上述家长为孩子的口腔健康考虑，依据家庭住址选择就近的牙科机构及时就诊，避免孩子的口腔问题继续恶化。同时我们也会叮嘱家长，如果孩子在其他的牙科机构仍然无法解决口腔问题，可以随时和我们联系进行会诊或处理。

这种做法，不仅让家长感受到了我们关注孩子健康的诚心，还使得门诊经常收到来自同行朋友的赞许和推荐。此外，市场部所有的营销活动，只作为家长和孩子来看牙的增值服务，以提高家长和孩子的服务体验。在门诊的经营上，万不能够"套路"家长消费，也不提倡家长冲动消费，以避免出现退费的情况。我们要的是让家长真心认可我们的价值观，放心把孩子交给我们，甚至主动帮助推荐门诊。

相信很多读者会问，那我们平时是怎么和家长进行孩子治疗前的沟通呢？在给孩子治疗之前，医生和助手人员会耐心地解释清楚诊疗流程、治疗方案及方案的利弊、可能出现的不良反应等。假如一些家长对口腔治疗有误解，我们事先又不解释清楚，一旦出现不良反应，家长难免会不满和责怪，不配合医生和助手的治疗，甚至中途就放弃治疗，最终在孩子受害的同时，医生和助手也会"背黑锅"。为了打消家长对我们的疑虑，在诊疗开始之前我们一定要详细地给家长讲解治疗方案并列出治疗计划，同时估算就诊次数和治疗费用，最后让家长进行书面签字确认并把就诊须知、告知书、同意书等以文字形式告知家长。如果家长的疑虑仍然无法消除，那么建议暂停所有正在进行的工作或者说一切治疗工作都先不要开始。因为在家长尚不清楚的情况下做的任何事情，最终都可能引发医疗纠纷。在和家长沟通无效的情况下，我们也会建议家长尽快带着孩子去其他医疗机构就诊，解决孩子的口腔问题。作为儿童口腔科医生，我们固然要坚守帮助孩子治好牙病的初衷，但同时我们也需要保护好自己的权益。

那么在诊疗过程中，我们需要注意什么呢?

治疗过程中，首先一定要严格遵守医疗技术操作规范，万不可投机取巧，增加治疗风险，自身也要不断学习并完善治疗流程。临床上出现的任何医疗技术和沟通问题，我们都应该积极面对，详尽答疑，接受改进意见并立刻改正。

客服人员也应该主动收集家长反馈的意见，有则改之，无则加勉。对每天收集到的意见建议，都要做详尽的记录并具体分析。治疗过程中，即便只是家长漫不经心的一句抱怨，或是对医护人员的工作态度表现出不满，我们都要予以重视。此外，还应该定期召开总结会议，每人对收集的问题提出自己的看法，通过集体讨论得到最佳解决方案并予以实施，多加演练，集中团队的力量解决问题，做到"今日事，今日毕"，在今后的诊疗过程中，努力杜绝类似事件再次发生。

提前与家长沟通好治疗方案及治疗费用，并以文字形式告知家长并让家长签字确认。

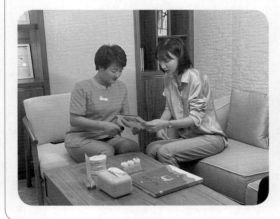
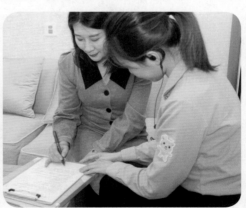

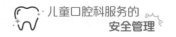 
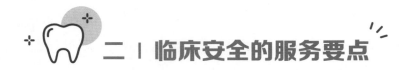

# 二 | 临床安全的服务要点

我们的团队成员和很多同行朋友一起交流讨论，相互了解各自的门诊内部是否出现过投诉事件。大家的结论是：每个门诊或多或少都会有投诉案例。总结出的投诉原因，多是沟通不到位。虽然医生事先跟家长反复说明，但可能是医生在与家长沟通时使用的术语过于专业，导致家长产生误解并进行投诉。

> 医生："孩子妈妈，您孩子的牙齿已经蛀到牙神经了，需要做根管治疗。"
>
> 妈妈："伤到神经了呀？医生能不能不要破坏神经？"
>
> 医生："是蛀到牙神经了，不是破坏。要做根管治疗。"
>
> 妈妈："什么是根管治疗呀？"
>
> 医生："就是把里面坏死的牙神经清理干净。"
>
> 妈妈："是要抽神经吗？不行不行，医生你帮她上点药吧，听说如果弄到神经，影响很大的。"
>
> 医生：……

这样的对话是不是很熟悉？"牙神经"能否讲？

很多门诊每天都在重复这些话语，可是家长并不能理解。有时我们也会收到医生和助手的"吐槽"："自己说了很多遍，但家长始终都没有办法真正理解。"我们不妨换位思考一下，看看家长们可能会怎么想："这个医生怎么回事呀！拍个片看一下就说要抽神经，孩子的神经怎么能随便动，也不知道到底专不专业，要是给孩子治疗牙齿导致治坏了神经该怎么办？"

反思一下，如果我们在沟通上存在问题，我们就要在沟通上做出改变。

医生：　"孩子妈妈，您好！您孩子这颗牙齿蛀到牙神经了，需要及时进行根管治疗，治疗需要加一点麻药。"

家长：　"蛀到牙神经了？！那会不会对大脑造成伤害呀？"

　　　　"治疗会把牙神经杀死吗？"

　　　　"这么小的孩子，打麻药会不会影响智力发育？"

　　　　"治疗一定要加麻药吗，能不能不加麻药呀？"

　　　　"医生，不用那么麻烦的，你帮她补上就可以了。"

　　有时我们觉得已经解释得十分详尽了，但是家长就是听不懂。这个时候，医生和助手一定要保持耐心，尽量用简洁通俗的语言沟通，让家长明白我们所做的一切全是为了孩子，我们的专业应该体现在治疗的实际操作上，而不是与家长沟通的话语上。同时，我们讲解的思路务必清晰，过程务必流畅，不要支支吾吾，要让家长感受到我们对于治疗的信心，这样他们才能更加信任我们，愿意把孩子交给我们。只有家长信任我们，后续才能节省沟通时间，工作才更容易高效开展。

　　对此，有几点建议供读者参考：

　　第一，在做任何医疗处理前，一定要用图片或视频这种直观的方式向家长们详细讲解，要确保家长在认真听、听得懂，确保沟通有效。

　　第二，我们在向家长解释的时候，尽量少用或不用专业术语，如"根管治疗""乳牙滞留""牙髓切断术"等。对家长而言，比较敏感的字眼是"牙神经"。只要听到神经，家长就会联想到各种神经，包括"大脑神经""面神经"等，觉得看牙涉及神经是一件非常可怕的事情。那么我们可以减少对"牙神经"一词的使用。

## 1. 建立安全注意事项书面确认模板

家长：　"医生，孩子有一颗虫牙，帮忙补一下。"

医生：　"好的，我来检查一下。"

家长：　"随便补一下就好，很简单的。"

医生：　"孩子妈妈，孩子的牙齿被蛀得很深，需要拍个牙片。"

家长：　"好的，听医生安排。"

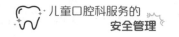

> 医生："孩子妈妈，这颗牙齿需要治疗，治疗后才能补。"
>
> 家长："好的，医生安排就好。"
>
> （医生心里想，这个家长太好说话了，加麻药也不用和家长讲了）
>
> "哇……哇……"孩子哭了。
>
> 家长："怎么回事，孩子为什么会哭？补牙会疼吗？"
>
> 医生："牙齿要做治疗，帮孩子加了一点麻药，有点不舒服。"
>
> 家长："为什么打麻药？孩子这么小，能打麻药吗？为什么要做治疗？不是补牙吗？为什么不告诉我？我要投诉你们！孩子出现任何情况，你们要负全部的责任！"

　　牙齿诊疗的过程中，家长容易忘记与医生的"口头约定"，"口头约定"也不具备法律效力。"口头约定"后很容易出现类似"我不记得""我没说过"等情况，引发不必要的纠纷。所以，还是需要进行书面确认。我们需要把和家长沟通的内容简明扼要地描述清楚。比如：事前需要把孩子的全口牙齿情况登记清楚，有多少颗牙需要治疗、需要多少费用、治疗几次等，将这些内容整理成一个详细的治疗方案后，再让家长了解清楚并签字确认。这里需要强调的是，某些治疗项目因暂时无法确定治疗次数的，可以写3~5次，或者比预定计划多1~2次，以免因不可控因素造成治疗次数增加时，家长产生意见。他们会觉得："你这个医生就是因为不专业才导致需要再一次治疗，厉害的医生一下就搞定了！"碰到这种情况时，我们一定要让家长理解为什么需要治疗这么多次，建议从孩子的配合情况以及孩子蛀牙的严重程度这两方面着手做家长的思想工作，这样家长通常更容易接受。

### 案例一：涂氟

> 涂氟前
>
> 护士："孩子妈妈您好，今天是要给宝贝涂氟吗？宝贝之前有涂过氟吗？"
>
> 妈妈："没涂过氟，听说可以预防蛀牙。"
>
> 护士："是的，孩子有对氟化物或一些食物过敏吗？"
>
> 妈妈："没发现过。"
>
> 护士："我们涂氟之后，有些小朋友对味道比较敏感，涂氟后可能会有

想呕吐的感觉，或者觉得嘴巴里黏黏的，有点不舒服。但不用担心，一般半个小时左右会适应。待会宝贝处理完，我们要多多鼓励他哟。"

妈妈："好的。"

护士："孩子妈妈，这个是涂氟保护同意书，麻烦您签字确认。"

妈妈："好的。"

涂氟后

护士："孩子妈妈您好，今天宝贝很棒哦，已经做了全口清洁及涂氟。"

妈妈："哇，宝贝好棒呀！"

护士："姐姐先带你去拿奖励游戏币，先去玩好不好呀，等下姐姐再跟你妈妈说一下注意事项。"

小朋友："好呀！"

（小朋友在游戏区玩耍。）

护士："孩子妈妈您好，宝贝回去之后，可能会出现吃东西不舒服、牙齿酸软的情况，这都是正常的。牙齿表面像蛋花状的东西，是涂上去的氟保护膜，是预防蛀牙的。至少半个小时后，才能让孩子喝水、吃东西。这两天要避免让孩子吃一些太黏牙的食物。有什么情况，请随时和我们联系。我们先去前台预约下次复诊的时间，好吗？"

妈妈："好的。"

护士："孩子妈妈，这是注意事项，您可以看一下。"

妈妈："好的，谢谢。"

## 案例二：窝沟封闭

窝沟封闭术前

护士："孩子妈妈您好，宝贝后面不会更换的大牙（恒牙）已经完全长出来了。今天医生要帮宝贝把这几颗大牙保护起来，要把牙面的沟沟清洗干净，然后涂上一层保护膜，防止食物残渣掉到沟沟里。因为如果不能及时清洁，容易出现蛀牙。"

妈妈："好的。"

护士："孩子妈妈，今天要做的保护叫窝沟封闭，就是把宝贝没有蛀的牙齿上的沟沟清洁干净，将封闭材料涂在沟沟上形成一层保护膜，起到预防并降低蛀牙概率的作用。宝贝吃东西会产生一定的磨损，封闭材料会有不同程度的脱落。我们只要定期过来复查就可以了。如果发现有脱落，医生会及时帮宝宝处理的。"

妈妈："好的，都包含在会员费用里面了，对吗？"

护士："对的，如果孩子妈妈没什么问题的话，我们要在这边签个名。"

妈妈："好的。"

窝沟封闭术后

护士："孩子妈妈，今天宝贝表现很棒哦，还和我们说下次要带她好朋友一起来玩！宝贝已经做好了窝沟封闭，还学会了正确刷牙呢！"

妈妈："哇，宝贝这么厉害呀！"

护士："宝宝，姐姐先带你去拿奖励游戏币好不好呀？孩子妈妈请您先等一下，我再和您说一下注意事项哈。"

小朋友："好呀！"

（小朋友在游戏区玩耍。）

护士："孩子妈妈，小朋友今天做了牙齿保护，后面牙齿在咬东西时一开始会有点不习惯的，这都是正常的，适应两天就好啦。如果牙齿有什么不舒服，就随时联系我们哦。我们去前台约一下下次复诊的时间，好吗？"

妈妈："好的。"

以下是门诊常用的一些书面沟通文件模板，供读者参考：

# 窝沟封闭术知情同意书

姓名：　　　　性别：　　　　年龄：　　　　诊断：

1. 经过医生检查，确认同意牙齿需要进行窝沟封闭术。

2. 窝沟封闭是指在没有蛀的牙齿上将窝沟清洁干净，将封闭材料涂布于窝沟内，形成一层保护膜覆盖在窝沟上，避免软垢和细菌堆积腐蚀牙齿，主要起到预防、降低蛀牙概率的作用。随着年龄的增长以及使用时间的增加，窝沟封闭材料会产生部分脱落，定期复查时如需要重新处理，医生会重新给孩子做窝沟封闭术。

3. 窝沟封闭后要认真刷牙，如刷牙不到位仍然会出现蛀牙。

4. 做完封闭后，最好每3~6个月复查一次，以便及时发现封闭材料脱落的情况。

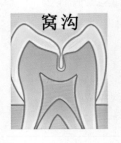
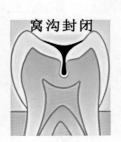

上述内容主诊医生已向我详细解释，我已知悉。

受委托人/法定监护人签字：

受委托人/法定监护人与儿童关系：

主治医生签字：

年　　　月　　　日

# 前牙树脂冠修复知情同意书

姓名：　　　　性别：　　　　年龄：　　　　诊断：

1. 前牙树脂冠可恢复至原来的牙齿的相似形态，使牙齿保持完好的形态，但并非与原来的牙齿完全一样。

2. 因乳牙形态体积小，修复后可能出现牙齿崩脱现象，注意不要咬过硬食物。

3. 蛀牙过深或者有炎症的牙齿需先做根管治疗，治疗后牙齿颜色会改变，并透出树脂冠，牙齿外观呈灰褐色。

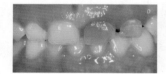 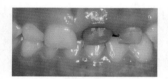 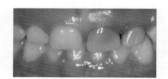

　　牙齿未修复前　　　　　　牙齿内层颜色　　　　　　牙齿修复后

上述内容主诊医生已向我详细解释，我已知悉。

受委托人/法定监护人签字：

受委托人/法定监护人与儿童关系：

主治医生签字：

　　　　　　　　　　　　　　　　　　　　　　　年　　月　　日

# 唇、舌系带修整术知情同意书

家长姓名：　　　　儿童姓名：　　　性别：　　年龄：　　诊断：

在唇、舌系带修整术过程中，医生需要综合分析儿童的身体状况，以决定是否实施唇、舌系带修整术并决定手术时间。

本人＿＿＿＿＿声明：以下关于儿童健康情况问题本人会如实告知医生，若隐瞒病史造成一切不良后果，由本人承担。（在括号内进行勾选。）

1. 是否患全身性疾病？（是　否）

2. 有无贫血、白血病、血友病、血小板减少症状？（有　无）

3. 是否有麻药过敏史？（是　否　未发现）

4. 是否对其他药物有过敏史？（是　否）

5. 能否遵从医嘱及按时拆线？（能　否）

6. 如有其他特殊要求，请详细注明。


我们将严格执行无菌操作，动作轻柔规范。在实施唇、舌系带修整术时，一般无并发症，但因患儿个体差异、局部解剖结构异常变化等，有可能出现麻醉并发症，晕厥、软组织损伤、术后出血、术后感染、皮下气肿等并发症，如出现以上并发症，患儿应积极主动配合医生进行治疗。

上述内容医生已向我详细解释，我已完全理解。我愿意承担治疗可能出现的风险并遵从医嘱，配合医生完成全部治疗并同意支付所需费用。

上述内容主诊医生已向我详细解释，我已知悉。

受委托人/法定监护人签字：

受委托人/法定监护人与儿童关系：

主治医生签字：

　　　　　　　　　　　　　　　　　　　　　年　　月　　日

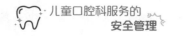

# 固定矫治器使用注意事项

**一、如出现疼痛不适**：初戴固定矫治器及每次复诊加力后，牙齿可能出现不适或反应性疼痛甚至无法咀嚼食物，一般持续7天至半个月即会消失，若疼痛半个月不减轻反而加重，或出现其他情况，则须及时与客服联系就诊检查。

**二、保持口腔卫生**：戴用固定矫治器后要特别注意口腔卫生。早、晚及每次进食后、复诊前都必须刷牙，确保牙齿无软垢及留存的食物残渣，否则易造成牙龈炎、牙周炎、牙齿脱钙及龋齿，影响矫治进度及口腔健康。对于不能很好保持口腔卫生者，为不影响口腔健康，医生将有权终止治疗。

**三、保护矫正装置**：在固定矫治器的治疗过程中，不能吃硬、黏的食物，大块食物须切小块后再吃，以防固定矫治器损坏。若发现固定矫治器松脱、弓丝折断等情况而影响到口腔正常功能时，应及时与客服联系，确定是否需安排再次就诊。

**四、按时复诊**：矫治过程中必须按照医嘱定期复诊。一般戴上固定矫治器后每四周左右复诊一次，若不按时复诊或长期不复诊，固定矫治器将失去治疗功能，会出现牙齿移位或治疗无进展等情况。对于超过3个月无故不来复诊者，将视作自动终止治疗，已交费用不退。**若要再治疗需重新收费。治疗完成后需要戴用活动保持器2年左右，少数顾客需要更长时间，甚至终身保持，以防复发。若出现复发情况，只能重新矫治并支付相应费用。**

# 儿童根管治疗后注意事项

致孩子家长：

1. 孩子根管治疗后牙齿会出现轻微胀痛，3天后会慢慢缓解。

2. 若治疗时加了"魔法药水"（麻药），药效将在2小时左右退去，切记让孩子不要咬嘴唇。24小时内不用治疗的牙齿进食，防止咬伤。

3. 加麻药治疗偶尔会出现"嘴合不拢""流口水""嘴角偏斜"等暂时性表现，家长可指引孩子轻闭嘴巴。麻药药效退去后便会恢复正常。

4. 牙齿炎症严重的孩子，治疗后反应会较大，应遵循医嘱口服消炎药。出现"牙齿剧痛""脸部肿痛""全身低烧""牙齿松动"等情况时要及时与客服或主治医生联系。

注意让孩子在牙齿治疗后充分休息，并按时复诊。

谢谢您的配合！

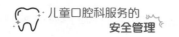

# 口面肌功能评估表

姓名： 性别： 出生年月： 年龄：

家族史：◎父母有口面部异常（请加拍父母照片） ◎无

耳鼻喉科病史：◎过敏性鼻炎 ◎腺样体肥大 ◎中耳炎 ◎哮喘

有无既往史：◎手术＿＿＿＿＿＿ ◎疾病史＿＿＿＿＿＿ ◎无

主诉：

| 姿势 | 舌 | 牙列概况 | 中线 |
|---|---|---|---|
| ◎姿势不良<br>□头部前倾 厘米<br>□肩膀前倾 厘米<br>◎姿势良好 | ◎舌体休息位异常<br>□舌体位于下牙弓<br>□舌体位于上下牙弓之间<br>□舌系带短<br>□舌肌无力<br>◎舌体休息位正常 | ◎牙列不齐<br>□上牙列拥挤<br>□下牙列拥挤<br>◎牙列整齐 | ◎中线偏（左/右）<br>◎中线居中 |

| 呼吸 | | 牙弓形态 | 习惯 |
|---|---|---|---|
| ◎口呼吸<br>□清醒状态<br>□睡眠状态<br>□打鼾<br>□夜磨牙<br>□黑眼袋<br>□注意力发散<br>◎粗重鼻呼吸<br>◎平缓鼻呼吸 | | ◎狭窄（上/下）<br>◎过宽（上/下）<br>◎正常 | ◎不良习惯<br>吮指习惯（拇/食）<br>咬唇（上/下）<br>□吐舌<br>□安抚奶嘴<br>□奶瓶喂养<br>□其他<br>持续时间：<br>◎无不良习惯 |
| | 吞咽 | 咬合状态 | |
| | ◎吞咽动作异常<br>□舌低位<br>□颏肌亢奋<br>□颊肌亢奋<br>◎吞咽动作正常 | ◎咬合异常<br>□深覆合<br>□深覆盖<br>□开合<br>□反合（前牙/后牙）<br>◎咬合正常 | |
| | 咀嚼 | | |

| 面型发育 | 咀嚼 | 初步诊断： |
|---|---|---|
| ◎面突异常<br>□上下颌前突<br>□上颌突下颌缩<br>□上颌不足下颌突<br>◎面长异常<br>□面中部发育不足<br>□面下部发育不足<br>□面下部过长<br>◎正常 | ◎咀嚼异常<br>□偏侧咀嚼<br>□咀嚼力弱<br>◎咀嚼正常<br><br>颞下颌关节 □右□左<br><br>◎颞下颌关索乱综合征<br>□颞肌<br>□咬肌<br>□翼外肌<br>□胸锁乳突肌<br>□斜方肌<br>□后颈椎关节区疼痛<br>□关节弹响<br>□关节病<br>◎关节正常 | 治疗计划：<br><br><br><br>预计费用： |
| 唇颊 | | |
| ◎息止唇位不闭<br>□闭唇口周肌肉紧张<br>□下颏肌紧张呈球状<br>□无法闭唇<br>◎息止唇自然闭合 | | |

评估肌功能训练师： 评估医师：

评估日期：

# 会员复诊体检报告

姓名：_____本次就诊时间：_____下次就诊时间：_____

1. 本次处理项目：

□ 全口清洁涂氟　　□ 根管治疗　　□ 窝沟封闭　　□ 补牙　　□ 拔牙

其他：

2. 本次会员期内处理项目：免费。

3. 蛀牙　□ 有　□ 无　数量：_____颗（□ 已处理　□ 未处理）

4. 牙齿排列　□ 整齐　□ 不整齐　□ 未发现

建议：□ 闭唇训练　□ 矫正

备注：

5. 本次口腔卫生情况　□ 良好　□ 一般　□ 差

口腔护理建议：

①刷牙时间坚持3分钟　　　　　　②定期复诊

③使用牙线　　　　　　　　　　　④不喝碳酸饮料

⑤使用冲牙器　　　　　　　　　　⑥加强后牙脸颊侧清洁

⑦减少甜食摄入

6. 治疗注意事项：

①治疗的牙齿两天内会出现轻微胀痛感，3天后慢慢缓解。

②如加麻药，药效将在3小时左右退去，切记不咬嘴唇。

7. 涂氟注意事项：

①半小时内不喝水、不进食。

②牙齿表面出现蛋花状氟化物属正常现象。

8. 拔牙注意事项：

①拔牙当天不漱口、不刷牙，可以喝水。

②如加麻药，药效将在3小时左右退去，切记不咬嘴唇。

**********出现任何疼痛不适请及时与客服联系**********

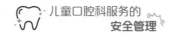
关于书面确认的内容，应避免出现家长敏感的字眼。但是，我们也不能因为担心家长不签署便故意隐瞒一些条款内容。例如常见的"拍片知情同意书"，在签署之前要注意，关键条款要提前告知，让家长明白我们拍片的目的。

有些家长在签名时会担心拍片的辐射会对孩子身体健康造成不利影响。针对这个问题，团队通过换位思考、情景模拟，经过反复总结，最终决定告知家长拍片时会有少量辐射，并说明该辐射量大约相当于坐一个小时的飞机或者看几个小时的电视，以这样的类比方式减轻家长的焦虑。同时，我们会告知家长为了减少辐射，拍片操作员会给孩子穿防辐射专用防护服。经过我们这样的解释，家长们往往都表示理解并同意让孩子拍片。

临床实践中，很多家长会提出一些比较刁钻的问题，如果恰好是我们知识储备的"漏洞"，那么我们一定要及时想办法查漏补缺。每个诊所在发展的过程中，都会经历风雨，在应对风雨的过程中会积累许多宝贵经验。不断发现问题，解决问题，总结经验，我们也在不断成长。

## 2. 掌握临床麻醉技巧

在口腔科操作中，麻醉是治疗成功的关键。以前我们喜欢用口腔无痛麻醉仪给孩子注射麻药，但是它的速度过慢，孩子往往不易接受胀麻的感觉，而且孩子忍耐时间很短。针对这个难点，我们最终选择用表面麻醉+局部麻醉的方案。这个操作仍然需要进行注射，有些孩子可能会害怕打针，但是假如医生和助手能够默契配合，掌握技巧，一样可以打好这场"麻醉战"。

> **治疗策略：分散注意力，语言引导**
>
> 助手："××，你在看《香×派对》呀，这个特别搞笑，姐姐也很喜欢！××，姐姐和你说，等一下呢，医生阿姨需要在我们的小牙齿这里加一点'魔法药水'。她把'魔法药水'呢，轻轻地滴在小牙齿上面，然后我们的小牙齿啊，它就会睡着了。是轻轻地滴在上面呢，你继续看电视就可以啦。如果有任何不舒服，你就举起你的左手，医生就会停下来，好吗？姐姐先帮你擦一点"草莓酱"。你闻一闻是不是香香的？这是草莓味的。姐姐先把这个香香的"草莓酱"涂在这颗小牙齿的旁边。然后呢，那些小牙虫闻到香香的味道，它们就会跑出来。它们一跑出来，我就马上让医生阿姨把"魔

法药水"滴在上面。这时候啊，那个小牙虫就会睡着了。它睡着的时候，医生拿个小镊子轻轻地把它们都拿出来就好了，可以吗？"（操作前的沟通切记要用孩子能够理解的语言。）

　　助手："姐姐先来帮你擦'草莓酱'好不好？有一点苦苦的，也有一点香香的，对不对？（一边聊天，一边开始涂局麻药，并且趁孩子不注意的时候，让医生出场接着涂局麻药。）。医生阿姨来了，那我现在擦'草莓酱'哦。擦完'草莓酱'，等一下医生阿姨就滴'魔法药水'。我们呢，就继续看电视就可以了，好吗？（在继续安抚的同时，先将涂局麻药的棉签递给医生，然后再悄悄地从牙椅下面传递麻药。过程要求快而流畅。）"

　　医生："××，你在看什么动画片呢？哇，我看到助手姐姐给你加了好多'草莓酱'啊，对我们××可真好，加了这么多'草莓酱'，那接下来阿姨在滴'魔法药水'的时候，那些小虫子肯定全部都跑出来了。来吧，我们来滴'魔法药水'咯。"（继续安抚孩子，通过动画片和温柔的语言转移孩子的注意力。）

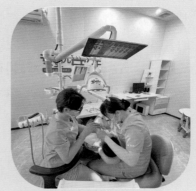

　　助手："××好棒哦，让姐姐摸一下小手，看看你是不是热了？现在这个天气挺热的哦。哎哟，小手凉凉的，那姐姐来帮你搓一搓小手。"（边安抚，边抓住孩子的右手，避免他把手抬起来影响医生操作。）

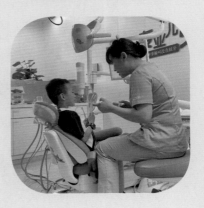

　　助手："怎么啦？是不是虫子咬到你了呀？姐姐来看一下这个坏虫子，没事啦，虫子已经被阿姨抓走了。肯定是阿姨在滴药水的时候被小虫子发现了，它就跑掉了。所以呢，跑的时候还咬了你一口。现在不会了，对不对？现在有一点点胀的感觉，它们一定是被医生阿姨消灭掉了。它们在那里挣扎呢！等一下我们再弄一点水，冲一下牙齿，牙虫就都被冲走了。"（继续安抚孩子，方便医生专注操作，同时注意避免孩子乱动。）

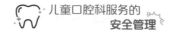
助手："××真是超级棒，已经要好了哦，我们已经把那个'魔法药水'全部都加好了，现在是不是觉得这个地方有点麻麻胀胀的呀？像有一个小馒头在这里。快点让医生阿姨看一下，是不是牙虫都睡着了？如果睡着了呢，姐姐就拿一个小镊子给医生阿姨，我们轻轻地把那些坏坏的牙虫都抓出来好不好？"（快速传递牙钳。）

医生："（在助手安抚孩子的同时，迅速注射麻药，看准时机，快速拔除牙齿，并在治疗完成后及时表扬孩子。）××，非常棒哇！你超级勇敢的，在阿姨拿掉牙齿的时候，你连眉头都没有皱一下，你比阿姨还勇敢。一定要让姐姐好好地表扬一下你哟！还要跟爸爸妈妈说一下，我们××今天有多么的厉害。等一下姐姐再跟你说一下，我们回去之后要注意点什么。一定要记住回去好好刷牙哟。"

助手："××好棒哦！怎么回事，医生阿姨在变魔术吗？怎么把我们××那个小牙齿已经拿下来了？这样，我们××的新牙就可以长得很漂亮了哦。你都没有感觉，对不对呀！医生阿姨真厉害。姐姐拿一个漂亮的小盒子给你，我们把这个小牙齿装进去。你咬紧这块小纱布。我要跟××爸爸妈妈讲，我们的××，今天好棒哦。小嘴唇这里呀，有点肿胀的，你千万不要咬它哦，你一旦咬了嘴唇，那嘴唇就会肿起来了。虽然现在不痛，但等一下就要痛了，所以我们不咬嘴唇。我们等一下扭扭蛋，先给爸爸妈妈看一下小牙齿，好不好？"（表扬孩子，同时也赞美医生，传递医生很棒的信息给孩子。）

### 总结

团队的默契配合和互相信任需要千百次的练习。成功的关键在于团队的每一个人都了解孩子，能对操作中可能出现的问题进行预判，提前做好准备。

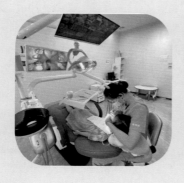
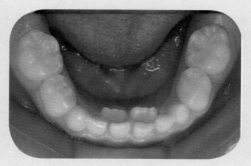

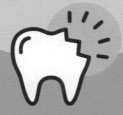

Chapter 6

第六章

儿童口腔门诊医疗
紧急事件与处置

医疗紧急事件随时都有可能发生，

面对常见的医疗紧急事件，儿童口腔科该如何应对？

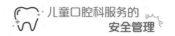
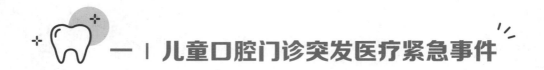
一 | 儿童口腔门诊突发医疗紧急事件

俗话说，意外无处不在。国外一项大样本问卷调查发现，有多达94.9%的口腔科诊所在医疗过程中遇到过意外情况和紧急事件。常见的情况包括患者在治疗中出现的口腔局部或全身意外情况。但不可忽视的是，意外也可能发生在患者的监护人、牙医或者诊所其他员工身上。

**发病率和死亡率**

意外、医疗紧急事件轻则影响治疗效果，重则危及患者生命，给诊所的声誉带来不良影响。

急救箱、急救设备的设置，是每个医疗机构必须认真贯彻落实的事情，定期检查急救物品的配备情况和有效期限，在急需的时候就能派上用场。

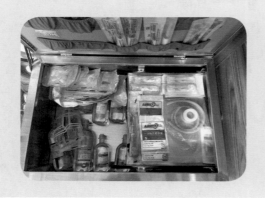
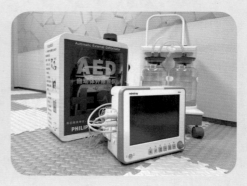

## 1. 反映事故因果关系的"瑞士奶酪模型"

诊疗过程的每一步都有可能出现失误，有时是操作不当，有时是发现隐患却没有及时消除，但无论是哪种情况，都可能导致严重的后果。"瑞士奶酪模型"，即一片切开的奶酪里，随机分布着大小不一的洞，这些洞可以用来表示管理和操作的失误，可以帮助我们更好地理解其中的因果关系。

每一片奶酪都代表着医疗系统中的一层"防御"。在治疗过程中，当"失误"

突破第一层防御后，在"前往"下一层防御的过程中，失误有可能被及时纠正。但是，像奶酪洞一样，如果在这一过程中的"失误"刚好都对齐时，"灾难"就会瞬间爆发。

儿童因为害怕疼痛对治疗产生恐惧、紧张、焦虑等情绪，这一症状被称为牙科恐惧症。牙科恐惧症会使人体内源性儿茶酚胺激增，加之几乎所有的口腔科手术中都会使用血管活性药物（如局麻剂和血管收缩剂），因此发生医疗紧急事件的可能性就会增加。此外，诸如抗生素、镇静剂和止痛药，也可能因药物不良反应而产生危及生命的后果。

妥善处理突发医疗事故的关键在于早期识别和积极应对。但是医疗紧急事件并不常见，因此当其来临时，如果我们缺乏经验难免会惊慌失措。想要做到沉着应对，我们需要掌握预防知识、基础生命支持技术，做好应急预案并反复演练，直到熟练掌握每一个应急细节。

## 2. 如何防患于未然

### 病史和体格检查

研究表明，治疗前详细了解病史，做好体格检查，进行全面的系统评估，可以预防约90%危及生命的紧急和意外情况。评估患儿的身体状况时，还要特别关注孩子的精神心理状况，这是确保诊治过程顺利的关键。

### 事前会诊

有慢性病史的孩子，最好请其专科医师会诊，确保孩子的状态适合治疗。无论是从医疗的角度还是从法律的角度来考量，有会诊意见和疾病证明，都更符合安全规范。

但即便做好了各项措施，仍不可能避免所有的意外。因此，要优化服务质量和降低医疗风险，尽可能减少突发情况，除我们自己的口腔专业外，学习和掌握各种急慢性疾病的诊治知识是必不可少的。

### 患者监护

我们不仅要熟悉患者的病史，做好突发情况的预案，还要在操作时密切监控患者的状况和生命体征。一旦出现异常，尽快停止所有操作并立即评估患者的状况：对于进行了局麻或镇静的患者，意识、舒适度、肌张力、皮肤黏膜的颜色和呼吸循环情况是我们需要重点关注的内容；进行了中等程度的麻醉患者，还需要持续监测血压、心率、血氧饱和度。推荐使用能够显示波形的气道二氧化碳气体浓度监测

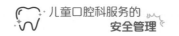 
仪，心前区的电子听诊器或根据需要进行心电监护。若患者处于深度镇静或因全麻而失去意识，无法进行有效交流时，牙医需要进行更细致的监护，包括持续监测患者的心率、呼吸、血压、血氧饱和度。手术结束后，患者需要完全恢复清醒才能离开诊室。

## 3. 怎样才能有备无患

### 个人准备

牙医需要熟练掌握常见病的症状、病程和相应的治疗对策。重点关注和掌握麻醉药物的不良反应、镇静引起的呼吸抑制等重要问题的处理方法。

### 团队准备

牙医团队应该准备好应急预案。紧急救援团队的成员应该各司其职，分别做好护理患者、联系急救医生、现场记录、安抚其他患者和家庭成员、指引急救医生到

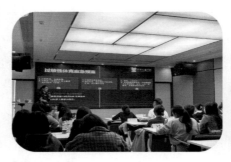
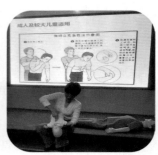

定期举行模拟演练、学习、考核，让每一位团队成员清晰了解急救流程的正确操作，时刻保持安全防范意识。

达现场等工作。急救医生到达现场需要时间，而要把握救治成功的黄金四分钟，牙医团队必须具备独立抢救能力。要确保每一次抢救达到预期效果，团队必须定期组织演练并进行考核评估。

## 4. 门诊应配置的应急设备

准备急救器械，要备齐针对不同年龄的相应型号。

| 仪器 | 要求 | 数量 |
|---|---|---|
| 吸痰器和吸痰管 | 大容量的吸痰设备、直径够大的圆头吸痰管 | 每个诊室至少一套 |
| 供氧系统 | 通过带阀门的面罩正压通气（AMBU袋）鼻导管、基础型面罩不能循环吸入的氧气面罩 | 最少4个（1个供婴儿使用，1个供儿童使用，1个供身材娇小的成人使用，1个供体型健硕的成人使用） |
| 气管内导管 | 经口或经鼻（适配大小） | 每种各1根 |

（续上表）

| 仪器 | 要求 | 数量 |
| --- | --- | --- |
| 听诊器、心电监护仪、血糖仪、血压计（分儿童和成人型号） | | 每种各1台 |
| 自动体外除颤仪 | 适合儿童和成人的电极 | 每种各1台 |
| 不同型号的注射器 | 一次性注射器和不同的针头 | 不同种类的注射器适量 |

　　口腔科诊所首要的急救措施是给患者供氧。要准备好至少能够持续供氧1h，流速为10L/min、氧气浓度大于90%的供氧设备。儿童少见心肌梗死或者心脏骤停，多见药物诱发的呼吸抑制和因为意识不清导致的气道梗阻和低氧血症（动脉血中血氧浓度过低）。因此，减少事故的关键是保持气道通畅，确保呼吸功能正常。

　　吸氧是确保患者氧合指数正常的关键。供氧医疗用品包括带阀门的球囊面罩、普通面罩、氧气瓶等，应放在容易拿取的固定位置，以备急需。

　　能自主呼吸的患者，可根据需要选择不同的吸入氧浓度。一般来说，鼻导管能提供25%~45%氧浓度的氧气，普通面罩能提供40%~60%氧浓度的氧气，如果需要更高的吸氧浓度，则要选择储氧面罩。一旦患者呼吸停止，则需要马上进行人工呼吸。虽然口对口呼吸或者口对面罩呼吸只能提供17%氧浓度的氧气，但是仍然优于不提供人工通气。正压通气（带阀门的球囊面罩）系统连接高流量的氧源，则能够提供更好的呼吸支持。

　　还有一种重要器械是大容量的吸引器。当患者突然意识不清时可能会伴随呕吐，误吸呕吐物可导致吸入性肺炎，甚至窒息。避免此类情况发生的关键，是帮患者摆好体位并及时清理气道，保持气道通畅。

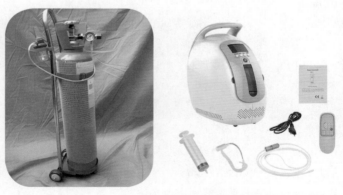

诊所必备急救器械：氧气瓶、制氧机

　　其他急救器械用品，还包括能够配药的注射器和针头、口咽和鼻咽通气管、心电监护仪、适合成人和儿童的自动体外除颤仪等。此外，要在诊所进行麻醉，还需要备好能够建立静脉通路的设备和气道设备（比如喉罩气道和气管内导管）。

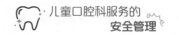

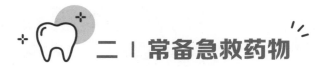
二 | 常备急救药物

在实际情况中，并不是所有的突发情况都需要急救药物，牙医需根据患者的实际情况来合理用药。下表列出了10种口腔门诊必须常备的基础药物。在诊所内进行麻醉操作的牙医，还需要备好其他药物，以备不时之需。

| 沙丁胺醇 | |
| --- | --- |
| 适应证 | 用于哮喘或过敏反应引起的支气管痉挛 |
| 作用 | $\beta_2$受体的拮抗剂，可扩张支气管 |
| 剂型 | 沙丁胺醇加压定量吸入器，预混供雾化吸入的沙丁胺醇溶液（2.5mL/5mg） |
| 诊室最小储存量 | 1个加压定量吸入器，3支预混雾化吸入溶液 |
| 剂量和用法 | 每次2喷，搭配储雾罐使用尤佳，必要时可多操作几次；或每次1支沙丁胺醇溶液加2mL生理盐水，混合后用氧气驱动吸入，必要时可多操作几次 |
| 不良反应 | 心动过速、焦虑、手脚颤抖 |
| 阿司匹林 | |
| 适应证 | 疑诊急性冠脉综合征或者心肌梗死 |
| 作用 | 抗血小板药物，避免血栓形成 |
| 剂型 | 阿司匹林肠溶片（25mg/片，40mg/片，50mg/片）、拜阿司匹林（100mg/片） |
| 诊室最小储存量 | 1瓶拜阿司匹林（100mg/片） |
| 剂量和用法 | 拜阿司匹林，每次3片，顿服 |
| 不良反应 | 消化不良 |
| 苯海拉明 | |
| 适应证 | 过敏反应 |
| 作用 | $H_1$受体拮抗剂，阻断组胺受体的作用 |
| 剂型 | 片剂：25mg/片；注射液：1mL：20mg |
| 诊室最小储存量 | 1瓶片剂，3支注射液 |
| 剂量和用法 | 1mg/kg体重，肌注或静推 |
| 不良反应 | 口干、镇静 |
| 肾上腺素 | |
| 适应证 | 全身过敏反应、严重的哮喘持续状态、支气管痉挛 |
| 作用 | 同时激动$\alpha$和$\beta$受体，提高心率和血压，舒张支气管平滑肌，抑制组胺分泌 |

（续上表）

| 剂型 | 注射液（1mg/mL，1∶1000）；肾上腺素笔（成人：0.3mg/mL，儿童：0.15mg/mL） |
|---|---|
| 诊室最小储存量 | 1支肾上腺素笔（成人，>30kg），1支肾上腺素笔（儿童，15~30kg），3支肾上腺素注射液 |
| 剂量 | 成人：0.3mL（0.3mg）；儿童：每次1∶1000肾上腺素原液0.01mL/kg，最大剂量0.3mg/次 |
| 不良反应 | 窦性心动过速、室上性心动过速、室性心动过速、高血压、胸痛、焦虑、头痛 |

| 葡萄糖（口服） | |
|---|---|
| 适应证 | 低血糖发作（糖尿病患者） |
| 作用 | 患者能口服的情况下，能及时提升血糖 |
| 剂型 | 20mL∶10g |
| 诊室最低储存量 | 10瓶 |
| 剂量 | 每次4瓶，必要时重复 |
| 不良反应 | 无 |

| 咪达唑仑 | |
|---|---|
| 适应证 | 抗惊厥药物，用于治疗癫痫持续状态（反复或持续惊厥>2min）或局麻药过量引起的惊厥 |
| 作用 | 抗惊厥，增强GABAA受体的作用 |
| 剂型 | 1mL∶5mg；2mL∶10mg；2mL∶2mg；5mL∶5mg |
| 诊室最小储存量 | 不同剂型至少各备一支 |
| 剂量和用法 | 可静推、肌肉注射。成人：2mg（最大剂量10mg）；儿童：0.2mg/kg。如5~10min内未缓解，可重复使用 |
| 不良反应 | 镇静，呼吸抑制或心脏骤停 |

| 纳洛酮 | |
|---|---|
| 适应证 | 解除阿片类药物复合麻醉药术后所致的呼吸抑制，并催醒病人 |
| 作用 | 阿片类受体拮抗剂 |
| 剂型 | 1mL∶1mg |
| 诊室最小储存量 | 5支 |
| 剂量和用法 | 可肌注、静推。成人：0.4~2mg/次，每3~5min可重复，最大剂量10mg；儿童：0.01~0.1mg/kg，每3~5min可重复，最大剂量10mg |
| 不良反应 | 阿片类药物的抑制效应：突然纠正阿片类药物抑制效应可引起恶心，呕吐，出汗，震颤，心动过速，高血压、低血压，发抖，癫痫，室性心动过速和室颤，肺水肿和导致死亡的心脏骤停。阿片类药物依赖性：突然纠正对阿片类药物有生理依赖性的患者可诱发阿片类药物戒断综合征，包括但不限于以下体征和症状：全身疼痛，发热，流鼻涕，喷嚏，出汗，哈欠，虚弱，震颤，神经质，坐立不安或易怒，恶心或呕吐，腹部痉挛，血压升高，心动过速 |

| 硝酸甘油 | |
|---|---|
| 适应证 | 心绞痛或心肌梗死引起的胸痛 |
| 作用 | 通过扩张外周的动静脉（主要是静脉），减轻左右心室的前负荷 |

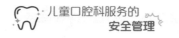

（续上表）

| 剂型 | 硝酸甘油片：0.5mg/片；硝酸甘油注射液：1mL：5mg |
|---|---|
| 诊室最小储存量 | 1瓶硝酸甘油片 |
| 剂量和用法 | 成人一次用0.25~0.5mg，舌下含服。每5min可重复1片，直到疼痛缓解，如果15min内总量达3片后疼痛持续存在，应马上就医 |
| 不良反应 | 头痛、脸红、低血压 |

| 医用氧气 | |
|---|---|
| 适应证 | 任何能引起患者呼吸窘迫或低氧血症的急症 |
| 作用 | 提高血氧浓度，缓解组织低氧血症引起的症状 |
| 诊室最小储存量 | 一个能调节流速的氧气瓶 |
| 剂量和用法 | 如果血氧浓度＜94%，中到高浓度吸氧，8~15L/min（面罩吸入）；如果血氧浓度≥94%，低浓度吸氧，8~15L/min（面罩吸入）；2~4L/min（鼻导管吸入） |
| 不良反应 | 如果血氧浓度＞94%，给予高浓度吸氧，会增加心肌缺血或损伤 |

| 氟马西尼 | |
|---|---|
| 适应证 | 当用苯二氮䓬类药物进行镇静时，如发生过量镇静，可用于逆转过度镇静和呼吸抑制 |
| 作用 | 苯二氮䓬类药物的拮抗剂 |
| 剂型 | 5mL：0.5mg；2mL：0.2mg |
| 诊室最小储存量 | 每种剂型至少2支 |
| 剂量和用法 | 成人：0.2mg肌注，如有需要可每分钟重复一次，最大剂量不超过1mg。儿童：0.01mg/kg，肌注，起始最大剂量不大于0.2mg，可重复使用，最大剂量不超过1mg |
| 不良反应 | 偶有焦虑、心悸、恐惧，严重可诱发癫痫 |

商业急救包价格昂贵且难以完全满足牙医的需求。因此建议每位牙医都准备好自己的专属急救包。另外，购买商业急救包最大的风险就是会给牙医带来一种"安全"的错觉，可能会导致牙医思想麻痹。除此之外，所有的急救药品和器械都需要有专人管理，并放置在大家都知晓的固定位置，以备不时之需。

牙医需要熟知急救包里的药物及其适应证、禁忌证、使用剂量和副作用。当出现突发情况时，大家或许会因为慌乱而一时忘记如何用药。因此，我们最好在急救包的显眼位置放好写有药物用量、用法的卡片，在突发紧急情况时能够快速确定药物的用量、用法。此外，我们还必须定期检查急救包，确保急救药品的数量和有效期。

特别需要留意的是，上表仅仅列出了最常见的一些药物。牙医读者需要根据实际情况扩充。

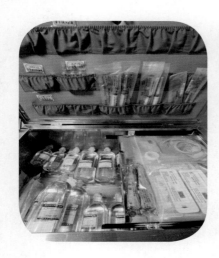
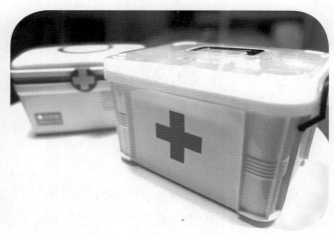

阿司匹林

儿童可能很少用到这种药物，但是带儿童就诊的监护人在发生某些突发情况时，可能需要用到该药物。

肾上腺素

当危及生命的突发情况（如严重过敏反应、对沙丁胺醇无反应的严重哮喘发作）出现时，肾上腺素是首选的药物。同时，肾上腺素也是救治心脏骤停的急救药物之一。牙医给患儿使用药物，特别是进行麻醉时，必须备肾上腺素，以确保过敏发生的时候能够及时使用。

葡萄糖

当患者低血糖发作的时候，应及时给患者提供单糖，而不是多糖。所谓的单糖，最常见的是冲咖啡的糖包、非代糖苏打水、速溶糖等。对于已经建立静脉通路的患者，还可以通过静脉补充葡萄糖溶液。

其他备用药物

呼吸兴奋剂可用于唤醒疑似晕厥的病人。其他药物如糖皮质激素（甲泼尼龙琥珀酸钠或氢化可的松）可用于急性肾上腺功能不足，也可作为治疗过敏反应的辅助用药。

其他心血管类药物，如治疗低血压、高血压、心动过速或心动过缓的药物，也应该囊括在急救包中。

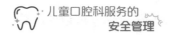

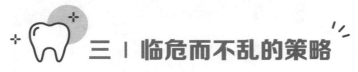
# 三 | 临危而不乱的策略
## ——意外情况的急救流程

尽管每次医疗紧急事件发生的情况不同，甚至病因一开始并不明确，但基础的急救步骤大同小异。掌握看似简单的急救步骤，能够快速缓解口腔科团队的焦虑，也有助于提高抢救的成功率。

## 1. 体位

当患者意识不清或昏迷时，应让其立即平卧。平卧位能大大减轻心脏的负担，增加回心血量和大脑血供量。如果患者意识清醒，也可以让其选择自己觉得舒服的体位，如坐位或者半卧位。

## 2. 血液循环

首先触摸颈动脉来评估患者的脉搏状况。颈动脉位于甲状软骨上缘与胸锁乳突肌内侧缘交界处的凹陷部位。触诊时，注意不要同时触及双侧颈动脉，因为同时对颈动脉窦压力感受器施压，很容易导致反射性心动过缓。在给婴儿做触诊时，则应触摸其肱动脉。

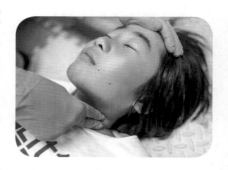

评估脉搏的同时，应观察胸部运动。如果胸部呼吸起伏良好，脉搏搏动有力，则意味着患者血液循环稳定；如果患者没有胸部起伏或只有非常浅慢的喘息型呼吸（即濒死呼吸），则假定患者没有血液循环。此时，应马上呼叫120，并就地抢救，立即开始胸外心脏按压。每一次心脏按压，都要确保胸部完全回弹，切记不要在按压后立刻靠在患者的胸部上，要确保按压深度和按压频率恰当。

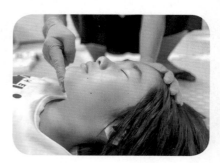

### 3. 气道

如果患者缺氧，病情就会迅速恶化，导致脑细胞坏死、心脏骤停甚至死亡。因此，确保患者有脉搏的同时要确保患者气道畅通。

气道梗阻最常见的原因是舌后坠。当患者意识不清时，支撑下颌骨和舌头的肌肉就会松弛，引起舌后坠导致气道梗阻。扁桃体肥大的患者，特别容易出现气道梗阻。使患者仰头或者推举下颌都能开放气道，口或鼻咽通气管对避免舌后坠亦有帮助。但我们应避免在病人意识清醒时使用口或鼻咽通气管，因为这样会刺激患者咽喉，引起呕吐并可能造成误吸。

如遇异物（如棉球或者口腔科器械）堵塞气道，采取何种处理办法取决于患者的状态。如果患者意识清醒，能够咳嗽或者说话，应鼓励患者自行将异物排出。如果患者经过短时间尝试无效或者出现用手环抱颈部这个明显的窒息动作，应立即使用海姆立克急救法，其原理是用双手给膈肌下软组织施以突然向上的压力，压迫双肺下部，促使肺部残留的气流进入气道，冲出气道内异物。

海姆立克急救法操作步骤如下：

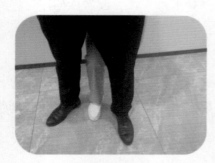

①成人或儿童患者站立时，医生在其背后两脚前后站立，便于发力

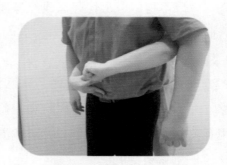

②一手握拳，拇指对准患者肚脐与剑突中线位置

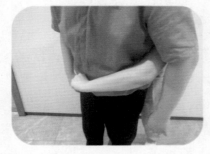

③快速确认位置，一手握拳抵住

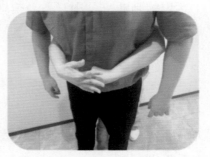

④另一手包住拳头并握紧，两手快速、用力向患者腹部上方或斜上方连续挤压 5 下

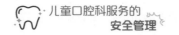
### 4. 呼吸

当气道充分打开，就能观察到胸廓
有良好的起伏。假如无法观察到胸廓起
伏，或者患者呼吸微弱，应尽快进行人工
呼吸。在口腔科诊所，最佳的途径是经球
囊面罩加压给氧。带阀门的球囊面罩，是
口腔科诊所的标配。操作球囊面罩，需要
2个人配合。首先将球囊面罩与供氧设备

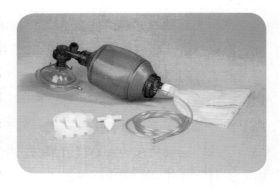

连接，氧气流速为15L/min，确保患者能得到100%的纯氧。一个施救者使用"C"
和"E"手法将面罩固定在患者面部，确保不漏气，另一个施救者通过挤压球囊来
通气。如果能触及患者脉搏（＞60次/min），但其呼吸不足，应按照12~20次/min
的频率进行人工通气（即每3~5s通气1次），直到患者恢复自主呼吸。每2min需要
评估1次脉搏。诊所里每一位工作人员，都需要熟练掌握这一技巧。

用100%纯氧进行通气时注意不要过度通气，否则会影响患者的预后。如果球
囊通气效果不佳，应尽快经口或经鼻插管。当遇到困难气道，要考虑使用可视气管
进行插管。

#### 对因治疗

处理好患者的体位、循环、气道和呼吸后，要开始准备包括药物在内的其他
治疗方案。评估患者的治疗风险和获益后，如果病因明确，或者病情和某些药物的
使用有关，应尽快对患者进行针对性治疗。

#### 基础生命支持流程

首先评估现场环境安全。

①意识的判断：可用双手轻拍患者双肩，在两边耳朵问："先生/女士，您怎
么了？"观察患者有无反应并告知众人。

②呼救：指定人并描述其特征。（如：这位穿蓝色衣服的大姐！快打120！）

③判断是否有颈动脉搏动：用右手的中指和食指从气管正中环状软骨划向近
侧颈动脉搏动处，默数1001、1002、1003、1004、1005、1006、1007、1008，判断
时间为5~8s。摸颈动脉时眼睛斜看患者胸部有无起伏，告知众人颈动脉有无搏动、
胸部有无起伏。

④松解衣领及裤带。

⑤胸外心脏按压：两手交叠在两乳头连线中点（胸骨中下1/3处），用左手掌

跟紧贴患者的胸部，左手五指翘起，双臂与地面垂直伸直，用上身力量用力按压30次（对成人患者按压频率至少100次／min，按压深度至少5cm）。

⑥打开气道：使用仰头抬颌法打开，清除口腔分泌物，如有假牙需先将假牙取下。

⑦人工呼吸：捏住患者的鼻翼，手掌须充分包住患者的口唇，用力吹气1秒以上，间隔1秒之后再吹第二次，若看到患者胸廓有起伏，说明吹气成功。做2次人工呼吸之后继续30次胸外心脏按压。

⑧持续2min的高效率CPR（心肺复苏）。以胸外心脏按压：人工呼吸=30：2的比例进行，操作5个周期（1个周期为心脏按压开始至送气结束）。

⑨判断复苏是否有效：颈动脉是否有搏动，脸色、嘴唇和皮肤是否变红，自主呼吸是否恢复，瞳孔是否由大缩小、是否对光反射灵敏。

⑩整理患者衣物，注意保暖，使患者头偏一侧。

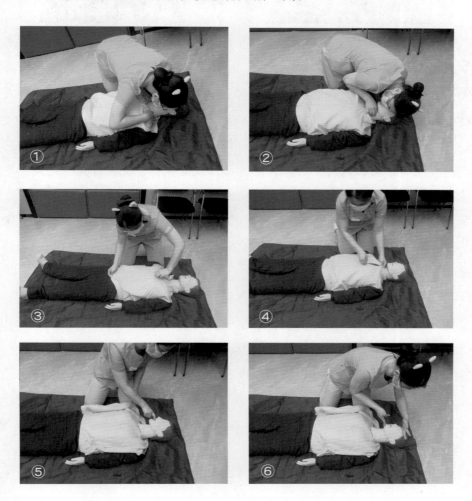

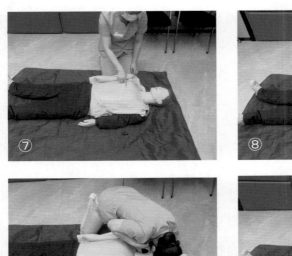
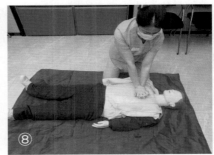
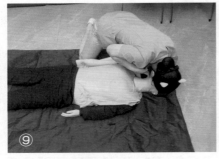
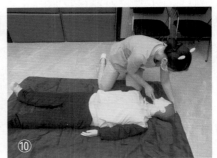

### 5. AED的正确使用方法

AED，即自动体外除颤仪的英文首字母缩略词，主要适应于室颤、室扑及无脉性室性心动过速等恶性心律失常。

位置：AED适宜放置在人群密集的公共场合，特殊情况下可用于急救。当患者发生心脏骤停时，多数为恶性心律失常（如室颤、室扑、无脉性室性心动过速），如若能够及时对患者进行除颤治疗，有较大可能挽救生命。

紧急处理：当对无生命体征患者已做完CPR（30∶2）5个周期，患者还未恢复自主心跳，有条件的话应立即进行AED除颤。将AED拿到现场后先打开电源并进行以下操作：

①确认患者状态：是否失去反应、有无自主心跳、有无呼吸等。

②解开患者衣物，裸露胸部，并根据标识将电极贴片贴在相应位置。

③AED分析心率：分析时避免接触患者，以免干扰心率分析。

④当心率分析结果为室颤时，嘱咐所有人避免直接接触患者身体，准备除颤，按下除颤按钮，患者表现为全身瞬间抖动，之后需继续实施心肺复苏。

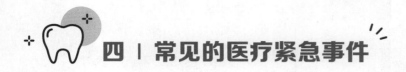

# 四 | 常见的医疗紧急事件

## 1. 过敏反应

临床上，抗生素和乳胶是常见的儿童过敏原。局麻药物中所含的亚硫酸盐抗氧化剂（有收缩血管的作用）和酯类物质（常用于外用局麻药），也不容忽视。常见的儿童口服镇静剂和酰胺类局麻药，则很少引起过敏反应。

过敏反应指的是免疫系统把过敏原定义为"异物"，从而引起机体的过度反应。过敏反应可分为4类，临床表现有轻有重，所需的治疗方式也因反应不同而有所区别。Ⅰ型超敏反应、全身性过敏反应是我们要重点关注的情况。

轻微的过敏，仅仅表现为局部皮肤潮红和数量不多的荨麻疹。可以选用第二代抗组胺药物，如西替利嗪（2岁以内，每次2.5mg，每天口服2次；2岁以上，每次5mg，每天口服1次；30kg以上儿童，每次10mg，每天口服1次）或者氯雷他定（每次5mg，每天口服1次；30kg以上的儿童，每次10mg，每天口服1次）。口服药物后，要密切关注患者的症状是否好转或加重。当患者离开诊所时，须为其准备3~5d的药量，并做好随访。如皮疹较多或病情有加重倾向，必要时可加上糖皮质激素（如泼尼松或甲基泼尼松龙。泼尼松0.5~2mg/（kg·d），分3次，口服3~5d。甲基泼尼松龙0.5~2mg/（kg·d），分3次，口服3~5d。）。同时，应叮嘱患者，如出现皮肤潮红加重、皮疹增多、呼吸困难和其他不适症状，应及时就医。

急性发作的过敏，如果只有全身潮红、荨麻疹（如瘙痒、风团）、血管性水肿（直径几厘米的局部肿胀），可以口服抗组胺药物或糖皮质激素。如症状加重，特别是出现声音嘶哑、咳嗽、喘息，则应警惕患者是否已经演变为全身严重过敏反应。

根据2019年WAO（世界过敏组织）的最新诊断指南，符合下列两种情况即可诊断为全身严重过敏反应。第一种情况，在急性皮肤黏膜损害的同时伴随下述任意一种情况如呼吸功能损害、循环受累或者严重消化道反应。第二种情况，有接触已知或可疑过敏原的病史，同时合并下述任意一种情况如支气管痉挛、低血压或者喉部症状也可以诊断。一般来说，发病越急，症状越明显，全身反应就越重。最典型的特征，就是患者呼吸时出现类似哮喘发作的喘息，随着病情的加重，患者可能逐步出现呼吸衰竭。

## 2019 年 WAO 诊断指南

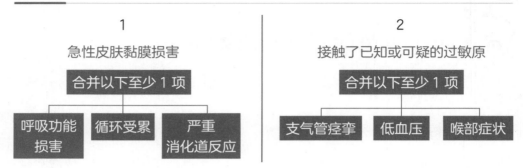

**治疗**

马上去除过敏原，立即在患者大腿前外侧注射1：1000浓度肾上腺素原液（任何年龄患者的肾上腺素单次推荐剂量均为0.01mg/kg，最大剂量为0.5mg，如果无反应或反应不充分，可每5~15min重复使用1次）。肾上腺素可以逆转因组胺释放引起的气道痉挛和血管收缩。同时，对患者的气道、呼吸、循环进行积极的支持，见以下流程。情况严重的患者，需要尽快转至综合医院接受进一步治疗。

> 让患者平卧，下肢抬高，进行心电监护，进行气道、呼吸和循环的支持。

> 大腿前外侧肌肉注射肾上腺素原液，可 5~15min 重复使用 1 次，直到生命体征稳定；
> 肾上腺素笔：体重 ≥ 30kg，选择 0.3mg；体重 < 30kg，选择 0.15mg；
> 肾上腺素注射液：儿童，0.01mg/（kg·次），最大剂量 0.3mg/ 次；成人，0.5mg/ 次。

> 用储氧面罩吸入 100% 纯氧，针对低血压患者开通静脉通道进行液体复苏。

> 如果对首剂肾上腺素反应欠佳：继续维持气道、呼吸和循环稳定；
> 快速输入 2L 生理盐水（成人）或 20mL/（kg·次）生理盐水（儿童），对于有下气道梗阻的患者，考虑吸入沙丁胺醇；
> 重复使用肾上腺素直到上气道梗阻或低血压得到缓解。

> 辅助疗法：
> 可静脉使用抗组胺药物帮助缓解皮肤过敏症状；
> 可单次使用糖皮质激素（静推、肌注、口服）避免症状反弹。

**过敏急救流程**

①医生及助手立即停止给药，同时判断意识是否清醒，皮肤状态如何，必要时测颈动脉是否搏动，有无面部水肿等。

②医生开口头医嘱，进行大腿外侧注射肾上腺素，A助手准备肾上腺素（任何年龄患者的肾上腺素单次推荐剂量均为0.01mg/kg，成人最大剂量为0.5mg），B助手建立至少2条静脉通路。

③医生立即调整牙椅，清醒者平躺或头低足高位，头轻轻偏向一侧；昏迷者立即抱下牙椅，平卧于地面上，解开衣领及腰带，清除口、鼻腔分泌物，保证患者的气道通畅。

④昏迷无心跳者，医生立即进行CPR（30：2）5个周期。

⑤配台助手立即耳机呼叫暗号（蓝色或绿色），C、D、E助手立即停止手头工作。

⑥C助手拿取AED，D助手推来急救车、心电监护仪，E助手立即备氧。

⑦如患者昏迷已行CPR，C助手立即将AED开机，贴好导联，或者备好AED，E助手及时给予氧气，B助手测血压、血氧、血糖或启用心电监护仪。

⑧配台助手全程记录，E助手给氧先退出待命，以保证空气流通。

⑨配台助手视情况通知前台是否拨打120，客服安抚患者家属。

⑩事后总结复盘。

## 2. 哮喘急性发作（气道痉挛）

哮喘是一种气道慢性炎症。患者在接触过敏原后可出现急性间歇性气道梗阻。据2021年国家统计局相关数据，我国儿童哮喘患者已超过765万人（患病人数还在逐年增加），累计患病率在3%以上。儿童哮喘中1/3~1/2的人可迁延至成人，严重影响身心健康。

哮喘的病理生理学非常复杂。由于患者的气道极度敏感，支气管壁上反应亢进的平滑肌受过敏原刺激后突然收缩，导致气道狭窄和特征性喘息。厚而黏稠的分泌物和支气管壁水肿会堵塞小气道，最终导致气道损伤。

急性哮喘发作的症状和体征，包括胸闷、咳嗽、喘息、呼吸急促、呼吸费力、呼吸困难、焦虑不安、恐惧、心动过速、血压升高、出汗、神志不清、鼻翼扇动和发绀等。

医生采集哮喘病史时，要详细记录诱因、发作频率、发作的严重程度（如是否

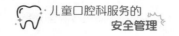

需要去急诊室就诊或住院）、正在使用的药物等情况。在随后的治疗中，尽量避开诱发哮喘的因素。另外，应告知患者及其家属，如果患者正在使用药物，牙科治疗并不需要停药；就诊时，让家属带好万托林（沙丁胺醇）喷雾，可以确保患者急性哮喘发作时能及时得到治疗。

治疗

进行牙科治疗时，如果患者突然哮喘发作，医生应马上停止操作，安抚患者情绪，并让患者坐起。评估患者生命体征的同时，先让其吸入2~4喷万托林（沙丁胺醇）喷雾，或者使用氧气驱动（6L/min）让患者吸入沙丁胺醇雾化液（2.5mg或3mL）。如果患者对治疗无反应，及时呼叫120并再次评估生命体征，进行高浓度吸氧，肌注肾上腺素（任何年龄患者的肾上腺素单次推荐剂量均为0.01mg/kg，成人最大剂量为0.5mg）。在大多数情况下，肾上腺素在几分钟内就会起作用。必要时尽快开通静脉通路，并输注糖皮质激素，如甲泼尼龙，1~2mg/（kg·次）。

### 3. 心血管事件（急性冠脉综合征）

要关注急性冠脉综合征是因为同行的父母和老人可能会出现这个问题。患者的主要症状一般是胸痛，表现为胸部有压迫感。其疼痛可能辐射到颈部、背部、下巴、左臂甚至是双臂，并且还有可能伴随其他症状，包括呼吸困难、恶心、呕吐和出汗。患者会因此感到身体极度虚弱。

治疗

让患者处于舒适体位，评估生命体征，呼叫120，如果患者心率在60~100次/min之间，血压收缩压>100mmHg，则口服阿司匹林（81mg×4片）和硝酸甘油（0.4mg）。如果患者血氧饱和度小于90%，开始给其吸氧（4L/min）。当患者心率和血压保持稳定，根据需要可以每5min重复给予硝酸甘油（最多3次），直到症状缓解。

### 4. 心脏骤停

据统计，中国每年约有55万例心脏骤停患者，院外心脏骤停患者的存活率不到1%。心脏骤停可能发生在包括口腔科诊所在内的任何地方，发生人群范围覆盖包括婴儿在内的所有年龄段。

心脏骤停最常见的原因是血栓形成、心肌病和Q-T间期延长，有时诱因可能不明确，也可能会被某些药物（如注意力缺陷多动障碍药物、抗抑郁药物、抗生素等）引发。心脏骤停发生前往往会有预警，如静息时头晕、用力时或用力后头晕、无明显原因的短暂意识丧失或有50岁以下家庭成员猝死的家族病史等。如果发生心脏骤停，只有争分夺秒地抢救才有可能挽救患者的生命。

治疗

呼叫120，并尽快准备好AED、急救箱和氧气。急救开始时，以100~120次/min的频率进行胸外心脏按压，按压时要保证深度足够，同时要确保胸部能够回弹。当AED到达现场后，根据语音提示进行操作（AED适用于所有人，但要注意儿童电极应用于25kg以下的儿童）。如果第一次电击后患者没有恢复自主心跳，应立即进行胸外心脏按压和人工通气。如需气管插管，则在插管后继续进行胸外心脏按压，并以每6s完成1次呼吸的频率进行人工通气。持续进行基本生命支持直到120急救团队到达或患者自主循环恢复。

## 5. 糖尿病相关事件

糖尿病是因为胰岛素分泌不足或者胰岛素抵抗，影响了人体的碳水化合物、脂肪和蛋白质代谢，导致血糖升高而引起的。长期慢性高血糖，会引起心血管、神经、泌尿等多系统的损伤。

Ⅰ型糖尿病，又称为胰岛素依赖性糖尿病，常见于儿童。因为胰岛 β 细胞功能不足，从而导致内源性胰岛素分泌减少。Ⅰ型糖尿病患者要管理好血糖，需要终身依赖外源性胰岛素替代治疗。

稳定期的糖尿病患者，就诊时突然意识不清，极可能是出现了低血糖。患者注射了胰岛素，但是却忘记吃饭或者摄入的碳水化合物不足，从而导致血糖过低。随着血糖浓度下降，患者将出现包括心率增快、高血压、焦虑、出汗等症状。如未得到及时干预，将出现言语不清、颤抖，甚至惊厥和失去意识。

牙医要提醒患者加强血糖的管理，按时进食，避免出现低血糖（血糖<2.8mmol/L）。对于镇静或全身麻醉需要禁食的患者，尤其要重视血糖的管理。

治疗

将患者置于舒适体位，评估生命体征的同时，立即测量微量血糖。如果患者意识清醒且配合，应口服15g能快速起效的碳水化合物（如120mL果汁，1管葡萄糖凝胶或4片葡萄糖片）。如果患者血糖对口服干预没有反应，或患者意识丧失或者判断其无法安全口服碳水化合物，应静脉推注补充葡萄糖。10%葡萄糖溶液，按2mL/kg（0.2g/kg）进行补充，如果15~20min后血糖未见上升，应再次进行静脉推注。不推荐初始静脉推注给予更高浓度的葡萄糖溶液，其常导致高血糖和随后出现胰岛素激增，从而进一步引发低血糖。初次静脉推注后，应开始输注葡萄糖，以防止低血糖复发。最初可采取2~3mg/（kg·min）的葡萄糖输注速率输注5%的葡萄糖，应每15~20min提高一次输注速率，增量为0.5~1mg/（kg·min），直至患者血浆葡萄糖浓度至少达到3.9mmol/L。如果患者神志不清且无法建立静脉通路，可使用胰高血糖素来紧急增加血浆葡萄糖浓度。推荐剂量为0.5mg（＜25kg）或1mg（＞25kg），肌内注射。应每15~20min监测1次血浆葡萄糖浓度，直到浓度大于3.9mmol/L。此后每小时检查1次，以确保稳定，随后可3~4h检查1次。

## 6. 换气过度综合征

换气过度综合征，是焦虑患者试图掩饰自己的恐惧而发生的一种应对不当反应。症状通常由引起焦虑的事件触发，比如注射局麻药的时候，患者通常没有意识到自己的呼吸频率正在变快，增快的呼吸频率（如15岁的患者，一般的呼吸频率是13~19次/min，当呼吸频率为25~30次/min的时候，即为呼吸频率增快）导致换气过度，引起了血液中二氧化碳浓度下降，形成低碳酸血症，导致大脑动脉生理性收缩，血供减少，从而使患者头晕目眩，更进一步加重焦虑，出现恶性循环。其他伴随症状包括四肢和口周区域麻木刺痛、肌肉抽搐痉挛、癫痫发作、意识丧失等。

*治疗*

处理的首要原则是早期识别。治疗重点在于安抚好患者，对患者正经历的症状作出解释，去除应激源，开始呼吸再训练。让患者取坐位或卧位（卧位通常更容易），将一只手放在腹部，另一只手放在胸部，然后观察哪只手移动幅度更大。过度换气患者几乎都是放在胸部的手移动幅度更大。叮嘱患者调整呼吸，使放在腹部的手移动幅度更大，而放在胸部的手几乎不动。告知患者这个动作不易学会，需要一些练习才能完全掌握。叮嘱患者缓慢吸气4s，屏气几秒，然后呼气8s。经过5~10组这样的呼吸循环后，患者应该能够渐渐平静下来，焦虑感减轻，并且过度换气的情况会得到改善。理想情况下，随着这种呼吸训练的持续，症状应缓解。

如果上述方法不能完全缓解发作或持续存在严重症状，可给予小剂量短效苯二氮䓬类药物（如劳拉西泮0.5~1mg口服或静脉给药，阿普唑仑0.25~0.5mg口服）。另外，在纸袋内呼吸会使患者重新吸入二氧化碳，可能导致严重低氧血症及相应并发症，因此我们不建议采用此法。

### 7. 癫痫

癫痫是多种原因导致的神经元同步过度放电，而引起的慢性脑功能障碍，以及反复、自发、不可预测的惊厥发作。此病属于儿科常见病，严重影响孩子的身体健康、认知、精神心理和社会功能。

癫痫有多种发作类型，其中全面性发作（强直阵挛发作）可能危及生命。全面性发作可分为四个阶段：前驱期、先兆期、惊厥期和恢复期。前驱期是指发作前几分钟至几个小时内患者身体状况出现的一些微小的变化，往往很难被患者或者医生注意到。先兆期是患者在癫痫发作前的一种神经体验，与大脑中的触发区域开始癫痫活动有关。患者可能感觉闻到某些特别的气味，口腔出现特别的味道，并且出现某些幻觉等。对于患者来说，每次癫痫发作的先兆都是类似的。一般情况下，随着神经系统的异常放电，强直阵挛开始发作。发作时，患者会突然失去意识而倒地，四肢出现强直性伸展。当阵挛开始的时候，四肢和躯干会快速抽搐。发作期间，患者失去意识，呼吸困难并可能会受伤。这种强直阵挛发作通常会持续1~3min。结束时，患者肌肉放松，惊厥停止并进入恢复期。在此期间，患者神经系统受到抑制，可能会进入较长时间的混沌或昏睡状态。我们要关注这个时期，因为患者的呼吸也可能受到抑制。大部分患者意识清醒后，无法回忆起发作过程。

#### 治疗

癫痫发作抢救的主要原则，是将患者身边的危险物品移除，温和地调整患者的体位，避免患者受伤。前文提及要重点关注的恢复期，该期间处理方式至关重要。因为在此期间患者可能出现呼吸受抑制和低血糖的情况，我们要确保患者呼吸顺畅（进行气道管理）并提供治疗支持。当患者无法被唤醒的时候，切记及时监测微量血糖。

单次短暂的癫痫发作往往不需要药物治疗。但癫痫持续状态（持续时间超过5分钟，或者短时间内反复发作）可能导致高热、氧耗增加、低血糖、心律失常、高血压和呼吸障碍，甚至危及生命，需要及时抢救。此时我们应尽快开通静脉通道并使用苯二氮䓬类抗惊厥药（地西泮、劳拉西泮或咪达唑仑）。如果开通静脉通道有困难，可以选择肌肉注射咪达唑仑（每次0.2mg/kg，最高10mg）或使用咪达唑仑鼻用凝胶喷雾剂（每次0.2mg/kg，最高1~2mg）。镇静药可引起呼吸抑制，因此我们要特别注重气道管理。在就地抢救的同时，我们应尽快呼叫120将患者转运至综合医院。

## 8. 晕厥

晕厥在口腔科非常常见，多见于青少年，常见的诱因主要是焦虑、疼痛和压力。

血管抑制性晕厥或单纯性晕厥，是最常见的晕厥类型。主要病理生理基础为：治疗时的应激反应激活交感神经的战斗或逃跑模式，内源性的肾上腺素和去甲肾上腺素被释放，导致大量的血液进入肌肉。此时，假如肌肉刚好在收缩，正如某个人在逃跑时的情形，就能保持正常的血液流动。但是，当患者躺在牙椅上，其肌肉中大量集聚的血液，将引起大脑血供相对减少。最初心率增快是为了维持血压，但由于静脉回流不畅，心室充盈减少，反射机制将减慢心率而改善心室充盈。因此，假如患者有高血压、心动过速等原发病，同时又伴有焦虑，就会出现低血压和心动过缓的症状，随之出现大脑血供不足，导致患者意识丧失或晕厥。在疾病的早期，随着大脑血供减少，患者会逐渐感到头晕，这一阶段也被称为晕厥前期，患者的皮肤和嘴唇的颜色会变得苍白。需要注意的是，先兆晕厥往往会发作得非常迅速。

如果能早期识别并处理易感患者的先兆晕厥，往往能避免患者丧失意识。治疗策略主要是让患者平卧，降低头位，抬高下肢，借助重力作用促进血液回流至心脏。回心血量增加后，大脑的血供就会恢复正常。另外，吸氧适用于所有大脑血供不足的急症患者。

如果晕厥持续，交感神经会疲劳，而副交感神经会兴奋。这种情况会引起心率和血压突然大幅下降，大脑血供代偿性减少，患者意识丧失。如果患者被迅速置于平卧体位，下肢抬高，患者的意识往往可以快速恢复，但是心率和血压的恢复就相对比较缓慢。如果患者的意识无法在1min内恢复，则可以排除晕厥。虽然不能假定所有的晕厥都是血管迷走性晕厥，但是其处理方法大体上是相同的。

治疗

让患者平卧，抬高下肢，同时给予吸氧，进行心电监护，松解过紧的衣物，监测生命体征。

如果患者的意识在5min内未能恢复，或者经过15~20min未能完全恢复，需要即刻送往医院。一般情况下我们不使用非常规药物，除非经过体位疗法后，心率和血压数值仍处于危机值。此类情况下，肾上腺素能帮助提高心率和增加心输出量。

患者晕厥后须经过严密的监护和观察，待生命体征稳定后，方可离开诊所。第一次发作后，患者第二次发作的可能性较大。此时，患者不宜开车，必要时应将患者转诊至综合医院。

### 9. 注射麻药后咬唇处理流程

**病因**

注射麻药后一般会出现嘴唇麻木现象，麻木的时间与注射的麻药种类、剂量、方式有关。

**症状**

嘴唇麻木肿胀，无知觉；误咬嘴唇后，嘴唇出现溃疡。

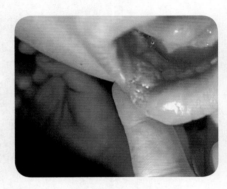

**预防**

注射麻药前后要和家长事先交代清楚，药效4小时后才会完全消退，这期间需要家长看管并时刻关注孩子，叮嘱其不能去咬嘴唇及口腔黏膜组织，期间可让孩子咬纱布。麻醉药失效之后才能进食，避免孩子在进食过程中，因咀嚼不适，咬伤嘴唇、口腔黏膜组织及舌头。咬伤唇舌后可用毛巾包裹冰袋进行冰敷。

**处理流程**

如若唇舌咬破，溃疡一般需要一周左右时间才愈合。期间注意不要让孩子再次咬破唇舌，尽量保持饮食清淡，避免吃辛辣刺激食物。

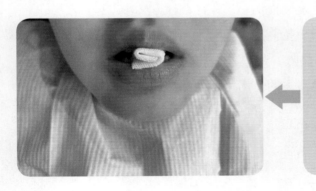

告知注意事项是一种方式，因为我们无法确定家长和孩子是否会遵医嘱。安全起见，拔牙后我们可以让孩子吐掉止血纱布并用前牙咬一小块折叠起来的纱布，避免孩子咬伤嘴唇或口腔黏膜组织。

### 10. 扭伤

**病因**

现在有不少口腔科诊所设置了儿童游乐区，孩子们可以在候诊时玩耍放松。儿童喜欢玩闹的天性，可能导致其在玩耍时出现外伤。此外，诊所的地面在清洁时没有及时把水擦干，或者一些诊所门前的台阶也容易导致滑倒或者扭伤。

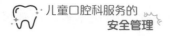

**症状**

主要表现为四肢关节或躯体的软组织（如肌肉、肌腱、韧带等）损伤部位疼痛、肿胀和关节活动受限，无骨折、脱臼、皮肤软组织破损等情况。临床上多发于踝、膝、肩、腕、肘、髋等部位。

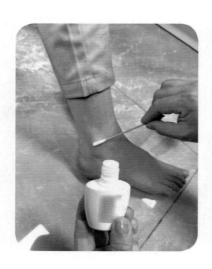
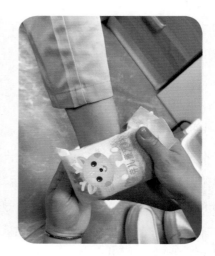

**紧急处理**

①立即制动：避免继续活动，以免造成继发性损伤。

②外固定：就地取材，用其他材料如木板、夹板等，对损伤部位做外固定，起到保护损伤部位的作用，以免发生继发性损伤。

③冰敷、抬高患处、理疗：冰敷、抬高患处，有助于消肿；一般受伤早期进行冰敷，减少出血和肿胀，48h后采用热敷，如红外线照射、用热水袋热敷或者用红花油揉搓，可以起到消肿、促进炎症消失的作用（切勿揉按患处）。

④建议尽快就医。

## 11. 摔（擦）伤

**病因**

儿童或者监护人在候诊时在诊所发生外伤。如操作时未注意防护，医护人员手中的器械可能划伤患者的嘴角；在清洗器械时，医护人员也可能被锐器误伤。

**症状**

第一类是皮肤损伤类的摔伤，如表皮的损伤，深达真皮层，有时可以看见有血液渗出。

第二类是软组织的损伤。

**紧急处理**

第一类：先用生理盐水进行冲洗，尽量冲洗掉皮肤擦伤部位沾染的灰尘和污染物，之后用双氧水冲洗伤口，再用生理盐水冲洗干净，并用碘伏消毒，待碘伏干后可抹百多邦软膏，视情况进行包扎。如遇流血不止、伤口肿胀等情况，简单消毒包扎后立即送医院就医（切勿用红汞、紫药水等涂抹）。

第二类：可喷云南白药喷雾剂或者抹万花油。如疼痛肿胀明显，建议外用一些扶他林等药物。

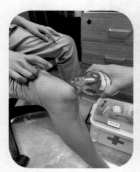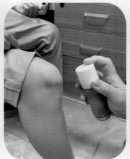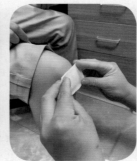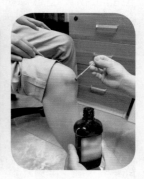

## 12. 烫伤

**病因**

热液、热气损伤皮肤或黏膜组织。口腔科诊所常见于儿童用诊所饮水机时，因操作不当被烫伤，医护人员在消毒器械时被高压炉烫伤。

**症状**

①一度烫伤：烫伤处局部红肿、疼痛、皮肤温度稍高，无皮肤破损，3~5d恢复。短期内局部皮肤颜色较深，不留疤痕。

②浅二度烫伤：烫伤处出现大小不一的水泡，去除水泡皮后创面潮红、疼痛明显，创面皮肤温度较高，2周左右恢复。短期内局部皮肤颜色改变，不留疤痕。

③深二度烫伤：烫伤处出现小水泡，去除水泡皮后创面红白相间，感觉麻木、皮肤温度略低，如无感染，3~4周愈合。

④三度烫伤：烫伤处痂皮焦黄、蜡白、质地较硬，创面苍白、干燥、发凉，痛觉消失。

⑤四度烫伤：组织焦黑（碳化）、无血运。

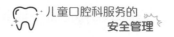
**紧急处理**

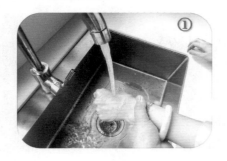

第一步：冲。如发现烧烫伤，应立即用自来水冲洗 30 分钟以上，降温能减轻疼痛、水肿、降低结痂风险，去除余热，烧伤部位降温越及时，降温时间越长，损伤越小。

第二步：脱。脱去或剪去烫伤部位的衣物，注意保护烧烫伤局部的表皮，尤其是游离的表皮，因为这是伤处的保护层。

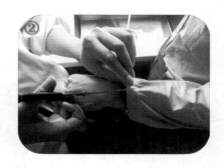

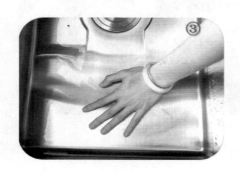

第三步：浸。用自来水浸泡 30 分钟以上。

第四步：盖。如果烫伤较严重，可用清洁纱布浸湿，用保鲜膜或干净塑料袋轻轻盖住伤处。这样能保持伤处清洁，避免感染。保鲜膜或干净塑料袋是理想的覆盖物。因为它不易粘在伤处，并可保持空气不接触皮肤表面，从而缓解疼痛。

第五步：送。如有需要，尽快送医院就医。

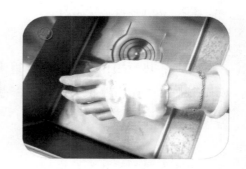

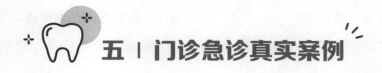

## 五｜门诊急诊真实案例

### 1. 急诊外伤门牙折断真实案例——客服篇

晚上九点，在诊所忙碌了一整天的我已经筋疲力尽，终于可以稍微休息一会儿，放松一下紧张的神经。突然，电话铃声响起，大脑还未反应过来，我已经下意识拿起手机。

我快速扫了一眼，这是一个陌生来电。根据经验，这个时间点的来电十有八九是急诊，片刻不能耽误。我迅速按下了接听键，打起精神问道："您好，这里是芽芽口腔，请问有什么可以帮到您？"

电话刚接通，那边就传来心急如焚的声音："我的小孩刚刚洗澡的时候滑倒伤到牙齿了，医生我该怎么办？现在能过去诊所吗？"电话那边，家长的声音紧张到颤抖，她带着哭腔说："嘴里都是血，嘴唇也破了！"

像这样的案例，我们诊所已经"习以为常"了。我连忙安慰家长说："您先别着急，看看孩子现在什么情况，除了牙齿，还有其他地方受伤吗？"和家长简略沟通后，我大致判断了一下情况的严重程度，立即向急诊医生说明情况，最后还需要确认一下她是不是我们诊所的会员。

"宝宝是我们的会员吗？""不是。"

我立刻回复："好的，我马上让我们医生和您联系。您先添加我微信，一会方便联系，医生会和您电话沟通，看看需要怎么处理。"

挂断电话后，我立刻拨通了急诊医生的电话。王医生是一个非常自律的人，这个时间点了，通常他不是在处理工作上的事情，就是在学习最新的牙科知识。

果然，电话很快接通了。我快速地说道："王医生，有个小朋友洗澡滑倒伤到了牙齿，她妈妈很着急。麻烦您打电话了解一下情况，号码发到您微信上了。如果需要急诊处理，我随时安排。"

不一会儿，王医生打电话过来了。他和平时一样沉着冷静，说道："立刻安排急诊。我马上去诊所，大概半个小时到。"

我马上打电话给急诊助手，简单说明孩子的情况和急诊时间。随后，我打通了

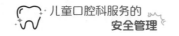
家长的电话："孩子妈妈您好，医生半个小时到诊所，我发定位给您。另外，我们对会员不收费，如果不是会员，需要收急诊挂号费，处理项目费用另算。"在急诊前，我跟家长说明了具体的收费情况。虽然这时家长很着急，但是费用也一定要先讲清楚，如果因为费用问题出现不愉快，那就不好了。

"没问题，我马上过去。"电话那头的家长显然已经十分焦虑了。

过了半个小时，我有点担心孩子的情况，立刻发信息给急诊助手："孩子情况怎么样？"

急诊助手没有回复。根据以往的经验，医生此刻应该在处理之中，我只能继续耐心等待。

又过了20min，信息提示音响起，我的心跟着紧张起来。"孩子情况还好，只是碰破了嘴唇，前牙冠折断三分之一，可以护髓。"谢天谢地，孩子并无大碍，我稍微松了一口气并保持关注。

一段时间后，我看了一下时间，发现已经深夜了，忍不住询问相关医护人员："处理好了吗？"

过了一会，助手姐姐说："处理好了，孩子刚回家了，已经跟他妈妈交代了注意事项，你明天记得跟进回访。"

"好嘞！"

看来今晚的出诊还算顺利，又帮助了一个孩子。

我马上给家长发信息："您辛苦了，听医生说小朋友情况还好，回去后请按照医生的交代好好休息，有什么问题随时和我联系哈。"

我又在大群里感谢王医生和急诊助手。

虽然已经习惯了出急诊的紧张情况，但我还是难免会感到着急，一想到家长的焦虑和孩子的哭声，就止不住地心疼。我想明天晨会一定要和客服姐姐说，以后要多在朋友圈分享一些牙齿安全常识，引起家长们的重视！同时，要急家长之所急，想家长之所想，尽我们的最大努力，帮助孩子……

在我愣神的工夫，家长的回复来了："太谢谢你们了！刚刚把我吓坏了，还好牙齿没有掉出来。谢谢你们，这么晚打扰了。"我赶紧回答："您不用那么客气，孩子平安健康是我们最大的心愿。您回去也早点休息。"

家长的感谢让我的心里很温暖。或许，这就是我工作的价值。

### 案例总结

当客服人员接到家长的求助电话时，首先要安抚家长，在通话中初步评估孩子病情的严重程度，并指导家长先做好应急措施。如果家长迫切表示希望面诊，应提前告知家长急诊挂号费用，确认家长知晓收费情况后让家长添加微信，同时让值班医生联系家长。安排好值班医生和助手就位，并在微信中告知家长，确认医生已经就位。等值班医生处理好病人后，向值班医生了解病情，在工作群感谢同事的配合和支持。同时和家长再次沟通，了解孩子的治疗情况。

**具体注意事项：**

①关于急诊挂号费用，应提前做好沟通，避免不必要的沟通成本和纠纷。

②第一次通话时应及时留下家长的联系方式，便于随时保持联系也方便随访。

③安排好急诊面诊人员后，应及时反馈给家长，体现我们的高效和用心，进一步增加家长信任度。

④同事之间应保证工作交接及时顺畅，及时表达感谢，增强团队凝聚力。

⑤治疗结束后及时随访关心孩子情况，可为未来的会员转化打下坚实基础。

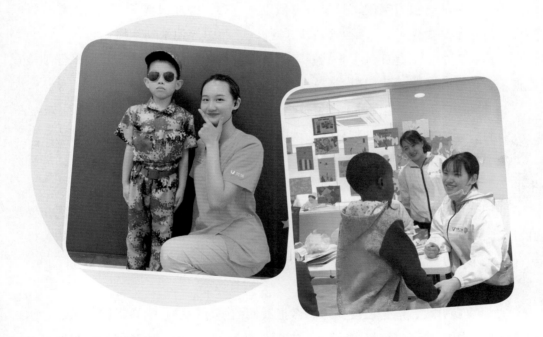

## 2. 急诊外伤门牙折断真实案例——助手篇

今天接诊了一百多个小朋友，像陀螺一样转个不停。我要好好洗个热水澡，美美睡上一觉，这时，电话响了。

"有急诊？小朋友什么情况？"

原来是一个小朋友洗澡时摔倒了。了解完大概情况后，客服小姐姐问我什么时

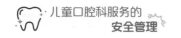
候能到诊所。我说："我现在马上赶过去，大概半个小时就到。"

为了孩子，再累也得打起精神。我匆匆拿好东西，一打开门，一阵寒风就刮进领口，大晚上还挺冷的。我随手抓起一件外套，大步向外走去。

到了诊所。诊所的灯已经亮着，王医生应该已经到了。

我向诊所内喊了一声："王医生，你到了吗？你在准备物品是吗？"得到王医生肯定的答复后，我马上着手准备。小朋友受的是外伤，需要外伤治疗须知、处理同意书、开CT机……

一切都准备好了，只等家长带着小朋友过来。电梯门开了。

我赶紧走出去迎接："是不是小朋友到了？是帅帅吗？"

一个咧着嘴巴的小男孩，满嘴都是血，场面有一点骇人。他妈妈惊慌失措，紧紧抱着孩子，看见我就像见了救星一样，赶忙奔进诊所。

我立刻询问："给姐姐看一下，现在感觉怎么样？小嘴巴痛不痛？"

小朋友很乖，没有哭闹，只是有点怕生。"嗯，帅帅很乖了，让医生看看我们的小牙齿是不是受伤了。"我一边安慰帅帅，一边引导他坐到牙椅上。

"没关系的，只是让医生来看一下。看看我们帅帅的小牙齿。我们来仔细检查检查。"孩子很紧张，我们更需要轻声细语，耐心安抚。

与此同时，王医生也向帅帅的爸爸妈妈了解情况，怎么摔倒的，做了哪些处理。

我打开了电视，找到帅帅喜欢的动画片，帅帅津津有味地看起了动画片。

家长那边也沟通好了。家长详细了解后，连声说道："都听医生的，都听医生的。"

我引导帅帅的家长坐到旁边："爸爸妈妈先在这边坐一下吧，王医生现在要帮帅帅做一个详细的检查，等检查结果出来后，具体什么情况都会和你们说的。你们先休息一下。天气冷，我去给你们倒杯热水暖暖身子。"

几分钟后，帅帅的检查结束了。

"帅帅真勇敢，医生已经知道怎么把我们的小牙齿和小嘴唇保护起来了。姐姐先带你在这边坐一下好不好？我们先在这边休息一下，让医生和爸爸妈妈说一下你小牙齿的情况，姐姐和你一起看动画片。"

等医生和两位家长详细说完帅帅的情况后，我拿出我们的拍片同意书说道："两位家长，刚刚医生已经跟你们解释清楚帅帅的牙齿情况了吧？"……"好的，为了了解清楚帅帅牙根的情况，需要拍片检查。这一份是拍片同意书，你们看一下。如果没有什么问题的话，需要家长签字确认。"

帅帅的爸爸马上在拍片同意书上签下了自己的名字。签好同意书，我们也告知好家长相关的费用。

我打开拍片过程的视频，让爸爸妈妈和帅帅一起观看并进行讲解，让家长和帅帅都了解清楚拍片的过程。

我拿出外伤处理同意书给家长签字，并告知相关处理的费用。

我告诉帅帅妈妈："下次过来您可以再详细了解会员信息和特权，今天我先给您备注。如果办理会员，今天的费用只需要补差价就可以了，毕竟会员比较划算。"家长闻言不断道谢并签下了同意书。

过一会儿，帅帅拍完了牙片。

我赶紧夸帅帅："拍完片喽，帅帅的表现好棒呀！给你竖大拇指点赞。"帅帅的神情也不像之前那么紧张了。孩子愿意配合，那接下来的治疗也会更顺利。医生说明了牙齿处理方式和后续可能出现的情况，当听到牙齿还能保住的时候，家长的担忧有所缓解，终于露出了一丝笑意："幸好情况还不是最糟糕的。"

随后我又叮嘱帅帅的家长："今天先进行初步治疗，后续还有一些牙齿需要保护和修补。但是需要等前面的小牙齿恢复好，再一步步处理。我们会及时和你们联系，为你们安排好时间。现在要先帮帅帅把前面的小牙齿保护起来，大概需要20min，你们可以先在这边休息一下。"

经过我们的详细解释，两位家长的神情明显放松了很多。大概过了20min，王医生终于给帅帅做完了所有的治疗。

"已经处理好了，我们的小牙齿又恢复原来的样子了。不过呢，前面的牙齿近一个月都不能咬硬的东西哟！"强调完这一点后，我又拿出一份术后注意事项递给家长，"这是术后注意事项，你们回去之后一定要认真地看一下。今晚就不用刷牙了，回去之后好好休息。小朋友今晚上睡觉可能会有一点不安稳，是正常的现象。爸爸妈妈多关注一下就好了。这颗牙齿一个月内都不能咬任何硬的东西，一定要保护好它。"我想了想，又补充道，"刚刚牙齿可能出现的问题，医生也详细地跟你们讲了，那我们一定要严格按照医生说的来做哦，有任何问题都可以随时和我们联系。明天我们客服会发信息给你们，安排好时间按照预约过来就好。另外，我们这边有帮小朋友准备牙刷和刷牙计时器。"

家长接过牙刷和刷牙计时器，牵着帅帅的手对我们连连表示感谢。

我连忙摆手说道："您不用客气，这都是我们应该做的。"

我摸了摸帅帅的头，弯下腰看着帅帅，轻声说道："以后一定要好好刷牙哦！

下次来的时候，姐姐再教你怎么刷牙好不好？今天回去之后，我们要好好休息，今天帅帅表现得非常的勇敢。下次来的话，姐姐会有奖励哦！今天太晚了，我们没有办法去夹娃娃和扭扭蛋了，下次姐姐再奖励你积分和游戏币，咱们再一起玩儿，好不好？"

帅帅笑得很开心，立刻点头道："好！"

"帅帅真棒，那今天就这样咯，回去早点睡觉，拜拜！"我跟帅帅挥手道别。

案例总结

①关于急诊，口腔科助手要及时调整好自己的心态，以最快的速度到达诊所。医护人员的本职工作就是为病人解除病痛，救死扶伤，要记住入行前的宣誓，不忘初心。

②急诊人员的安排要合理，建议管理人员按月轮班，避免发生争执。

③提前了解小朋友的伤情或病情、性别、性格，以便做出相应引导预案及诊前准备。

④诊前相关同意书一定要备足，必须确认家长知悉情况并签字后，才能转达医生进行治疗。

⑤给孩子做行为引导时，注意语气轻柔，避免使用敏感词汇，如遇孩子言语较少，适当改变话题方向，如兴趣爱好、衣服鞋子、发型首饰、电视节目、手游等。

⑥治疗结束后一定要及时安抚及夸奖孩子，并约定下次来儿童乐园一起玩游戏，可为未来的会员转化打下坚实基础。

诊前相关同意书及注意事项等模板如下：

---

# 外伤知情同意书

姓名：　　　　　　　性别：　　　　　　　年龄：

诉于（具体时间点）因_____（不慎摔倒/车祸/进食硬物/碰撞/其他）

导致：_____

  1. 冠折达牙体面积未露髓或露髓　2. 根中或根尖折　3. 冠根联合折
4. 完全脱位　5. 不完全脱位　6. 嵌入性脱位　7. 牙震荡　8. 软组织挫伤
9. 牙龈撕裂伤　10. 颜面部创伤　11. 锐器创伤　12. 区域牙槽骨游离，撕裂伤或骨折　13. 其他（将数字填在横线处）

  建议：_____

---

1. 脱敏处理，后期牙体修复　2. 调磨锐利牙体边缘　3. 调牙合　4. 局麻下行间接盖髓治疗　5. 局麻下活髓切断手术　6. 局麻下牙齿复位或牙槽骨复位，前后牙区固定　7. 局麻下牙齿拔除，保留牙根或不保留牙根（后期种植修复，费用根据情况另计）　8. 局麻下软组织清创、缝合　9. 注射破伤风疫苗　10. 其他

已告知以下_____项，其他注意事项_____

1. 后期可能出现牙髓炎或者牙髓症状，颜色改变，第1、3、6、12月复诊拍片检查。

2. 冠折达牙本质深层，暂行盖髓处理，如后期持续出现牙齿敏感或牙髓炎症状拟进行完善根管治疗或牙齿拔除。

3. 牙根未完全发育，根尖孔未闭合，暂行保留牙髓保守处理，观察牙根发育情况，若出现牙髓炎等症状，则据牙齿情况确定是否进行牙髓治疗或牙齿拔除。

4. 进行松动脱位牙齿复位固定，进食流质食物，一个月后复诊再根据情况决定是否拆除固定材料，如后期牙齿依旧松动不排除无法保留该牙情况，如出现牙髓炎症状拟进行完善根管治疗。

5. 费用根据具体情况另行确定。

6. 其他。

**牙冠折断后暂时性外形修复情况，需要根据牙齿受伤程度，医生建议修复至合适的状态来判断，暂时性修复状态为：**

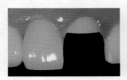　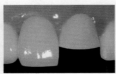　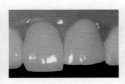　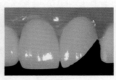

状态1（　　　）　　状态2（　　　）　　状态3（　　　）　　状态4（　　　）

**暂时性修复需根据临床情况观察牙齿恢复情况，非最终修复，待牙根情况稳定，再考虑贴面修复或牙冠修复来修复牙齿外形。**

医务人员已向本人/家属/监护人交代清楚可能发生的情况，本人/家属/监护人知情并且了解，会根据交代事项定期观察，如出现以上情况或其他不适及时就诊。

患者本人/家属/监护人签名：　　　　　　　医生签名：

日期：　　　　　　　　　　　　　　　　日期：

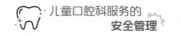

# 外伤注意事项

已告知以下_____项

1. 后期可能出现牙髓炎或者牙髓症状，颜色改变，第1、3、6、12个月复诊拍片检查。

2. 冠折达牙本质深层，暂行盖髓处理，如后期牙齿持续敏感或出现牙髓炎症状拟进行完善根管治疗，不排除无法保留该牙的可能。

3. 牙根未完全发育，根尖孔未闭合，暂行保留牙髓保守处理，观察牙根发育情况，出现牙髓炎等症状根据牙齿情况再决定是否进行牙髓治疗，不排除要拔除牙齿的可能。

4. 进行松动脱位牙齿复位固定术后，进食流质食物，不用该牙咬硬物（如骨头类、坚果类、硬壳类食物及硬的物体），防止牙齿受力过大导致固定材料崩脱，一个月后复诊再根据情况决定是否拆除固定材料，如后期牙齿依旧松动不排除无法保留该牙齿的情况，如出现牙髓炎症状拟进行完善根管治疗。

5. 使用颌垫保护，防止牙齿二次撞伤，导致出现根尖炎症。

6. 费用根据具体情况另行确定。

7. 其他。

医嘱以下第_____项

1. 勿用前后牙进食。

2. 避免进食过冷或过热及刺激类食物。

3. 一周后至十天拆线。

4. 一个月后拆除前牙固定材料。

5. 软组织局部消毒及冰敷，24小时后根据情况进行热敷。

6. 口服药物。

7. 如出现牙髓炎症状或牙齿颜色改变拟进行完善根管治疗。

8. 注意口腔清洁，局部含漱。

9. 第1、3、6、12个月复诊及拍片检查。

10. 如有不适随时就诊。

11. 其他。

# 放射检查知情同意书

姓名：　　　　　　性别：　　　　　　年龄：

口腔诊疗需要了解牙齿的健康情况及牙根发育情况，拍片检查是制订下一步治疗计划的基础。放射检查过程中我们会给您提供必要的防护措施。请告知（在括号内进行打钩）：

1. 是否拍过X线片。　　　（是　否）

2. 今日是否佩戴金属饰品。　（是　否）

3. 是否有全身性疾病。　（是　否）

4. CBCT（锥形束CT）影像片不能洗成胶片，您是否要用U盘拷录。（是　否）

小贴士

国家相关标准规定：

1. 放射检查工作人员每年允许接受不超过20mSv的辐射剂量；

2. 牙科拍摄单张牙齿牙片的辐射剂量约为0.005mSv；

3. 拍摄口腔全景片及头颅侧位片的辐射剂量约为0.01mSv；

4. 口腔部位CBCT的辐射剂量在0.013~0.1mSv之间（根据仪器的品牌不同而不同）。

以上内容已详细告知，本人愿意接受相应的放射检查。

患者/法定监护人签字：

医生签字：

　　　　　　　　　　　　　　　　　　　年　　月　　日

### 3. 急诊外伤门牙折断真实案例——医生篇

刚刚上网读完今天碰到的疑难病例的文献资料，我正准备去洗漱，突然电话铃声响起来，是客服打过来的。我心想：难道是有急诊了？

我拿起电话，接通后了解到是一个小孩子洗澡的时候摔倒了。我先打电话给家长了解了孩子的情况。

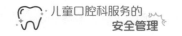
家长很着急，给客服打电话也说不清楚。孩子6岁，新牙折断了。我想还是得亲自看一下才安心："立刻安排急诊。我马上去诊所，大概半个小时到。"

我开车到达诊所后，发现还没有人，一片漆黑。我打开了诊所的灯，立刻准备急诊所需的物品。不知道孩子有没有伤到嘴唇，我还是准备了缝线、纱布等五件套。这时，我听见有人在喊我，是急诊助手过来了。

"我正在准备东西。"我扯着嗓子喊道。

过了一会儿，家长带着孩子过来了。看到小朋友，我立刻热情招呼道："小朋友过来给叔叔看一下。怎么样？现在还疼不疼？"

我仔细观察了一下情况，幸好现在已经不出血了，于是我说道："帅帅，你先和姐姐选一下你喜欢看的动画片，我先和你爸爸妈妈聊一下。"

"家长先和我说一下，帅帅的小牙齿是怎么伤到的？受伤到现在大概过了多久？在家里有没有做什么处理？"

帅帅的妈妈心疼地说："他刚才洗澡的时候，在浴室里不小心摔倒受伤的，马上用纸巾擦了一下。我看满口都是血，太吓人了，立刻就给你们打了电话，到现在大约有40分钟了！"

"行，我基本了解了，那你们先坐一下，我来帮帅帅做一下详细检查。一会还需要拍片检查，你们稍等一下，不用担心。"

牙片拍好了，我引领家长到电脑前，说："从牙片来看，目前小朋友的牙根情况还好，没什么大问题，只是牙齿缺了一部分。不过我们还是要做一些保护修补，另外再定期观察，看这颗牙齿后期的恢复情况。有些孩子恢复得好，长大后只需要做修复，把牙齿外形修补好就行。也有些孩子后期可能会出现牙齿变色、牙根发炎的情况。如果后期出现牙齿变色、牙根发炎的情况，这颗小牙齿就可能没有办法保留了。毕竟这颗牙齿刚长出来，而且撞击力度也很大。"

家长听闻我的话，眉头不禁紧皱。我马上安慰道："希望他的小牙齿能好好地生长，我们好好保护，一个月内不能用这颗牙咬东西。定期过来检查，有什么问题及时处理。"

"今天我先给这颗小牙齿做一个保护，因为它外面的一层保护层已经受损了，我们需要再做一层保护层，避免冷热的刺激伤到牙齿内部。之后，你们定期带孩子过来检查，了解牙根发育情况，确保牙根不会被伤到。"

家长签好同意书，我开始帮小朋友进行治疗。他非常配合，嘴唇磕破的地方也进行了清洗处理，治疗很快就结束了。

我带着小朋友出了诊室，跟家长说道："因为伤口不大，不需要缝合。定期观察就好，千万记住一定不能用受伤的牙咬东西，一个星期后过来复查。最近不要让孩子吃太冷、太热的东西。如果有什么不舒服，随时和我们联系。"

跟家长交代完注意事项，我就让家长带孩子回去休息了。我觉得还是有必要提醒大家，立刻发了个朋友圈提醒大家，小朋友在洗澡时一定要小心，地面有水要及时擦干，以免小孩子滑倒摔伤。

### 4. 会员牙痛急诊真实案例——客服篇

下班了，我正在家里休息。突然，电话铃声响起，我立刻接通："您好，这里是芽芽口腔。您是说乐乐牙齿痛？痛了多久了，是怎么个痛法呢？吃东西就会痛？那不吃东西的时候会不会痛呢？"乐乐妈妈说："吃东西的时候会比较痛，不吃东西也会有一点痛。"我接着说："您说这颗牙齿之前好像有补过，对吗？行，先别着急，我等一下会让翁医生和您联系，她是专门负责给乐乐处理牙齿的医生，她更清楚乐乐牙齿的情况，等一下您跟她详细说一下乐乐的情况。如果有必要的话，就赶快到诊所处理。我马上让翁医生给您打电话。"

我记得，乐乐之前在我们诊所补过牙齿，他是我们的会员。我赶紧打电话给翁医生："翁医生，有一个叫乐乐的孩子，不知道您还有没有印象？他现在牙齿痛。他妈妈说这颗痛的牙齿之前好像补过，但是现在吃东西会痛，不吃东西也会有一点痛。需要您给乐乐妈妈打个电话，了解一下具体情况。如果需要急诊的话，就和我说，我这边马上安排。"

翁医生回忆了一下，她确实接诊过一个叫乐乐的孩子，她说："我对这个孩子有印象，我马上联系他家长。"

我松了一口气，说："嗯，那行，你先打电话，打完电话有什么问题再和我联系。"10分钟后，翁医生发来了信息："应该是慢性牙髓炎急性发作，立刻安排急诊处理。"

我回复道："好的。您大概多久到诊所呢？"

翁医生回复："大概需要半个小时。"

我说："好的，我立刻打电话给急诊助手。"

我查看了一下值班表，今天应该是晓纯值班，我赶紧联系她："晓纯，需要你出一下急诊。我们有一个会员小朋友叫乐乐，现在牙齿痛，他妈妈说吃东西的时候非常痛。他们大概半个小时到诊所，你能赶过来吗？你小孩生病走不开吗？那你

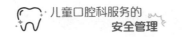
儿童口腔科服务的
安全管理

和其他助手交接一下，看看谁能帮你代一下班，请尽量在5分钟内给我答复，可以吗？"

晓纯的孩子生病了所以她走不开，她应该会找晶晶帮忙，因为晶晶住的离诊所比较近。我立刻告诉翁医生，让他先去诊所。孩子牙痛的时候家长最着急了，千万不能让家长和孩子干等着。

过了一小会儿，晓纯发来了信息，她果然是让晶晶帮忙。

晶晶很快就会到诊所，我得和晶晶说一下情况。同时我编辑好情况说明文字，发到诊所大群里，明天会详细讨论为什么会出现这种情况，需要确定牙齿是什么时间补的、是否是补牙后才开始痛的？我现在最担心的情况，是乐乐以前不配合补牙，只能临时补上牙齿，这就很容易出现问题。希望这一次乐乐能好好配合，把牙齿处理好。

现在是九点半，晶晶应该到了有一会了，我得发个信息问问情况："晶晶，孩子到了吗？处理得怎么样？"

晶晶没有回复，他们一定还在忙。

过了好一会儿，晶晶终于回信息了："孩子处理好了，约好两天后过来做根管治疗。"

我赶快问了一下："这颗牙之前是否处理过呀？"

晶晶回复："没有，孩子一直不肯配合，所以还没有做处理。你发信息再交代一下注意事项，因为孩子一直哭闹，不知道家长听清楚没有。我拿了纸质版注意事项给家长，但是不知道家长会不会看。"

我说："原来是这样，那就好，辛苦啦，我来和家长沟通预约的具体时间，交代注意事项。"

了解完大致情况，我不禁松了一口气。因为如果是刚处理过的牙齿出现了问题，那家长肯定会认为是我们处理得不好。

我马上给家长发信息再次表示关心，同时发送相关注意事项："乐乐妈妈您好，乐乐的牙齿好些了吗？医生刚刚和您交代乐乐需要注意的事项，我再和您说一下。这两天尽量不要用处理过的那一侧的牙齿吃东西，孩子要注意休息，不要熬夜，不要吃一些容易上火的东西。如果孩子有任何不舒服，随时可以和我联系。"
乐乐妈妈回复："谢谢！"

儿童根管治疗后注意事项如下：

# 儿童根管治疗后注意事项

致孩子家长：

1. 根管治疗后前两天牙齿会出现轻微胀痛，3天后会慢慢缓解。

2. 若治疗时加了"魔法药水"（麻药），药效将在2小时左右退去，切记不要让宝宝咬嘴唇。24小时内不用治疗的牙齿进食，防止咬伤。

3. 加麻药治疗偶尔会出现"嘴不合拢""流口水""嘴角偏斜"等暂时性表现，家长指引孩子轻闭嘴巴即可。麻药药效退去后便会恢复正常。

4. 牙齿炎症严重，用药后反应会较大，应遵循医嘱口服消炎药。可能出现"牙齿剧痛""脸部肿痛""全身低烧""牙齿松动"等情况，这时要及时与客服或主治医生联系。

牙齿治疗后要让孩子充分休息，按时复诊。

谢谢您的配合

**案例总结**

①对于因客服安排的急诊人员临时有事出现的人员调配情况，客服人员应该稳定好心态，沟通上要平稳，切忌"踢皮球"，应落实好接替该助手工作的具体人员和具体回复时间，避免耽误急诊治疗。如果出现接替不顺畅情况，应及时全力协助完成调配。

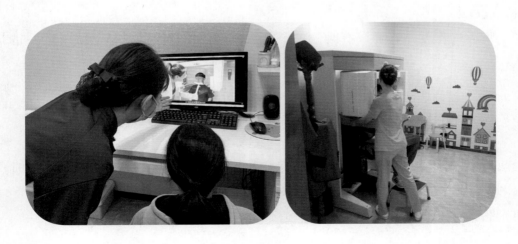

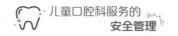
②提前告知接替助手小朋友的情况，如性别、性格等，以便接替助手提前做出相应引导预案和诊前准备。

③安排好急诊面诊人员后，应及时反馈给家长，避免家长焦虑等待。

④同事之间应加强工作沟通，善于表达感谢，增强团队凝聚力。

⑤治疗结束后一定要及时随访，关注孩子情况。

## 5. 会员牙痛急诊真实案例——助手篇

**晓纯**

今天孩子突然发烧了，希望他快点好起来。这时，手机铃声突然响起。我心想，千万不要是急诊呀，我现在走不开。看到手机上面显示的是客服的号码，心中焦急。我立刻按下接听键："怎么啦？现在有急诊？可是我走不开，我家小朋友今天发烧，刚刚吃了退烧药，现在还没有退烧，我正在照顾他呢。我问问看，谁能代替我去一下急诊，我跟她换个班。行，5分钟内我就给你回复。"

晶晶正好住在诊所附近。我决定问一下她："晶晶，你现在有空吗？现在有一个急诊，但是我小孩生病了，没有办法过去，你能帮我去一下急诊吗？佳妮说是我们的会员小朋友，现在牙齿痛，半个小时后到诊所，你能帮我去处理一下吗？我跟你换个班，谢谢你。今天外面有点冷，你穿多一点。如果有什么问题，我们明天交接。"

还好有晶晶帮忙，不然我真不知道该怎么办才好，现在可以安下心来了。

**晶晶**

晓纯打来了电话。

"晓纯，有什么事吗？现在有急诊工作啊，你的孩子发烧了？那你照顾好孩子，我先去处理一下。那边已经安排好了吗？半个小时后到诊所，对吧？行，那我现在赶过去。"

医务工作就是这样。有时候孩子突然牙疼，那我们就要马上跟医生一起出急诊。

佳妮发了信息给我，原来是我们的会员小朋友牙齿痛。我马上回复她："好的，我现在赶过去，半个小时内肯定能到。"

我赶到诊所后开始准备东西，孩子应该马上就到了。佳妮说他是牙齿痛，那可能是牙髓炎。要准备根管治疗知情同意书、拍片检查同意书，同时查一下他的资料。资料显示他之前拍过CT。不知道他具体是哪颗牙齿痛，等一下让医生看一下，我先把CT打开。他上个星期来过，但是不太配合，希望他今天晚上能够配合。

听到了声音，应该是乐乐来了。

我立刻迎上去："乐乐，跟姐姐说，牙齿是不是不舒服了呀？来，我们在这边坐一下，等一下让医生阿姨看一下。小朋友今天表现还不错哟。乐乐张开嘴巴让姐姐看看是不是有小虫子咬牙齿了。对，嘴巴尽量张大，乐乐好勇敢。我们让医生阿姨来给牙齿拍一张照片好不好？""这样我们就能看到牙齿上面有一个洞洞，对不对？里面有一些小虫子，它们很坏，在咬我们的牙齿，所以牙齿就痛痛的。等一下你乖乖地配合，让阿姨用水把那些虫子给冲跑好不好？你先看一下动画片，然后我们就把小虫子赶走好吗？哇！乐乐今天很勇敢哦，我们一起来把小虫子赶走。"

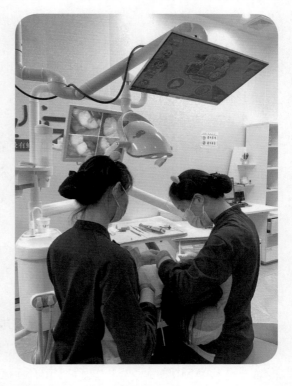

趁医生和乐乐沟通的时候，我得跟家长解释一下乐乐的情况："乐乐的牙齿被牙虫蛀得很严重，但是之前治疗的时候乐乐不太配合。我们原本计划下一次再处理，但是现在他已经痛了。所以待会儿让医生帮他清洗消炎，然后用药物先帮他止痛，我们再约个时间进行牙齿治疗。"

跟家长解释清楚后，就要签署同意书了，我接着说："我们这颗小牙齿要做消炎治疗，所以需要家长签一下同意书。在清洗的过程中，如果很不舒服的话，需要加一点点麻药。小朋友有没有对什么药物过敏呢？如果没有的话，在这边签下名字就可以了。如果乐乐今天能配合的话，10分钟左右就能处理好了。"家长快速地签完字，我让他们先坐着休息："剩下的事情交给我们就可以了，你们先安心休息一会儿。"

跟家长沟通好后，我进诊室安抚乐乐："乐乐，你在看什么动画片呢？这是小猪吗？哇，小猪和他的爸爸妈妈去野营是吗？他们在放风筝啊！哇，好像很好玩哦。"

我跟乐乐聊了一会儿，他好像慢慢放松了。我说："乐乐，接下来阿姨要帮你赶走小虫子咯。等下抓虫子的时候，那些虫子可能会乱跑，可能会咬你一下。如果它咬你的话，你感到不舒服就举一下手哦。阿姨就知道了，就会赶快把它给抓出来，不让它继续咬你，好不好？嗯，好，现在我们继续看动画片吧。"

乐乐这次很配合，安静地看着动画片。我说："阿姨帮你把坏虫子和脏的东西洗掉，把它都冲到下水道里面去。哇，乐乐真棒，很勇敢哦。"

我偷偷瞄了一眼医生，用眼神询问她，用不用加麻药。医生会意后摇了摇头。我心想：不用加麻药，那就好。

可这时候，乐乐突然举起了左手。可能是医生洗牙的时候，牙齿有点酸。我问他："乐乐，怎么啦？是不是虫子咬到你啦？哇，我看见了大坏虫子，你也看见了是吗？对，就在牙齿里面，我们来数3个数就好了。姐姐来数数好不好？"

乐乐听了我的话，不再乱动。

我带领他一起，数起数来："3，你看这里面大坏虫子还带着很多的小坏虫子。怪不得我们乐乐的牙齿会痛，原来这里面有这么多的虫子。2，我已经数到2了哦，很快就好了。哇，这里面这么多的水，赶快把虫虫给冲走。姐姐跟你说，这里面的虫子很不讲究卫生，它们带来很多的脏东西哦。医生阿姨把它们给赶跑了。1，你看，现在好啦，你真棒。医生阿姨已经停下来了，小嘴巴合起来把口水吸干净，乐乐今天表现得真好！我们把虫子赶跑了，现在是不是觉得舒服多了。好了，乐乐过两天再来，让医生阿姨把虫子的家给封起来，让这些虫子再也咬不到我们的牙齿，好不好？等一下我会和爸爸妈妈说，我们乐乐今天表现得特别棒，回去以后要对乐乐进行奖励。姐姐这边呢，也帮你记住了，等过两天来的时候，要奖励你2枚游戏币，还要给你积分卡，好不好？我先帮你记在这个小本子上面，我欠乐乐2枚游戏币，还欠乐乐200积分，下次你记得找我拿哟。"

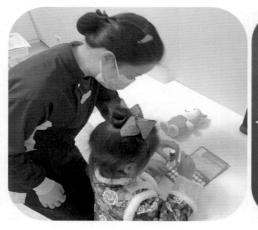
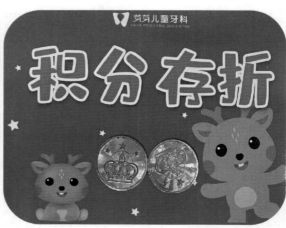

我带着乐乐出了诊室。他的爸爸妈妈看见这么顺利就处理好了牙齿，非常开心。

我说："乐乐的小牙齿今天已经洗好了，今天乐乐好勇敢哦，嘴巴张得很大，就算被小虫子咬了一下，还是坚持下来了，对不对？爸爸妈妈回去要好好地奖励一下我们乐乐。今天回去要早点休息，不要熬夜。我再让客服帮您预约时间过来处理，大概是在两天后。如果有任何不舒服，随时和我们联系。"

家长连连向我们道谢："这么晚还麻烦你们，真的非常感谢。"

我说："不客气。乐乐，记住我们约定的事情哦，下次要记得提醒我哦。拜拜。"

今天这个小朋友配合得很好。我要赶快和客服说一下已经处理好了，让她和家长约时间，两天后再过来继续处理。还要让她备注一下，下次由我来跟踪配台，答应孩子的事情，不能食言。

翁医生还在诊室收拾东西。我说："翁医生，这边我来收拾，您先回去吧，已经这么晚啦。"

翁医生说："没事，我们一起收拾，快一些。"

在这个团队工作真开心，医生们一点架子也没有，大家互帮互助。

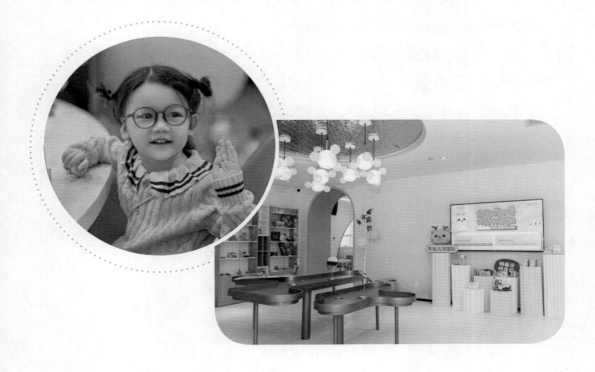

根管治疗知情同意书如下：

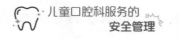
# 根管治疗知情同意书

姓名：　　　　　　性别：　　　　　　年龄：

诊断：

经过医生的检查，确认_____牙齿需要进行根管治疗手术。根管治疗需要复诊两到三次才能完成，儿童需要配合医生的操作才可完善治疗，治疗前会根据情况判断是否需要使用麻药，治疗过程中可能会出现如下情况：

1. 麻醉意外，药物过敏、患牙肿痛。

2. 由于乳牙的特殊解剖结构及正常的替换需要，其填充材料需用可吸收填充物，故治疗后容易出现反复的炎症，可能需再次治疗或炎症反复难以控制而需将患牙拔除。

3. 因儿童配合欠佳等因素，有些患牙处理后容易再度形成蛀牙或填充物脱落导致患牙再次疼痛，需要定期复查。

4. 凡是经牙髓治疗后的牙齿，抗折断能力降低，易咬裂，治疗后应遵医嘱及时进行预成冠修复，费用另计。

上述内容医生已向我详细解释，我已完全理解。我愿意承担治疗后可能出现的风险并遵从医嘱，配合医生完成全部治疗并同意支付所需费用。


患者签字：　　　　　　　　　　　　医生签字：

受委托人/法定监护人签字：

与患者关系：


　　　　　　　　　　　　　　　　　　　　　年　　　月　　　日

## 6. 门诊急诊真实案例总结

### 处理难点

深夜出诊不仅考验团队的沟通和协调能力，更考验个人的爱心和精力，不仅要处理病情，更要安抚好患者和家长的情绪，为建立长期的互信关系打好基础。

**（1）客服的标准化服务是治疗成功的第一步**

在与家长沟通方面，要做到如下几点：

①及时接听急诊电话，使用职业化语言。例如，客服："您好，这里是芽芽口腔，请问有什么可以帮到您？"

②倾听家长的诉求后，尽可能了解患者更多的情况，为和急诊医生以及助手交接做准备。例如，客服："您先别着急，孩子现在什么情况？除了牙齿，还有其他地方受伤吗？"

③详细登记病情后，提供初步解决方案。请医生和助手出诊时，假如对方有特殊情况难以出诊，须及时联系替补的工作人员。例如，客服："我马上让我们的医生和您联系，您先添加我的微信，一会儿方便联系，医生会和您电话沟通，看看需要怎么处理。"

④客服："孩子是我们的会员吗？"（为治疗费做铺垫，避免误会。）

⑤费用最容易引起医患误会，务必明确沟通。例如，客服："孩子妈妈您好，医生半个小时后到诊所，我发定位给您。我们的会员不收费，如果不是会员，需要收急诊挂号费，处理项目费用另算。"

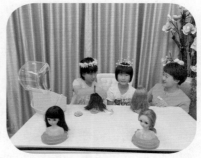

⑥治疗成功后及时向家长表达关心，体现职业素养。例如，客服："您辛苦了，听医生说小朋友情况还好，回去后请按照医生的交代好好休息，有什么问题随时和我联系。"

在具体行动方面，要做到如下几点：

①详细登记患者病情，为交接工作做好准备。

②马上电话联系急诊医生，并根据医生的决策安排急诊助手到岗。

③出诊安排协调成功后，继续关注后续治疗情况，并向家长传达关心。

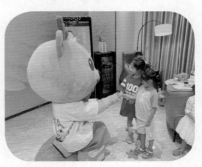

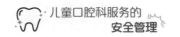

④工作群表达对同事的敬意和感谢，增强团队凝聚力。

⑤总结经验，在朋友圈发布相关科普内容，为树立团队专业形象添砖加瓦。

**（2）助手耐心细致的服务是提高效率的关键**

①及时赶回诊所，准备外伤治疗须知、处理同意书，开CT机。

②电梯口迎接患者，一边安抚患者和家人的情绪，一边将人引导到诊室，温柔的问候是治疗的第一步。

③转移注意力是减轻孩子紧张情绪的关键，也为医生的治疗创造条件。

助手："××，你喜欢看什么动画片呀？你喜欢那个角色呀，那我们一起来看吧！"

④安抚和关怀家长，带来更好的就诊体验。

助手："××爸爸妈妈先在这边坐一下吧，医生现在要来帮××做一个详细的检查，等检查结果出来，具体的情况会和你们说的。你们先休息一下。天气冷，我去给你们倒杯热水暖暖身体。"

⑤照顾和引导孩子，为家长和医生的沟通创造条件。

助手："××真勇敢，医生已经知道怎么把我们的小牙齿和小嘴唇保护起来了。姐姐先带你到这边坐一下好不好？我们先在这边休息一下，让医生和爸爸妈妈说一下你小牙齿的情况。"

⑥及时的"穿针引线"，能极大地提高医生的工作效率。

助手："两位家长，刚刚医生已经跟你们解释清楚××牙齿的情况了吧？为了更了解清楚××牙根的情况，需要拍片检查。这一份是拍片检查同意书，您看一下。如果没有什么问题的话，需要家长您签字确诊。"

⑦引导孩子拍牙片，注意随时表扬孩子。

助手："拍完片喽，××的表现好棒呀！给你点赞。"

⑧小礼物传递爱心，提高客户黏性。

助手："牙齿可能出现的问题，医生刚刚也详细地跟您讲了，一定要严格按照医生说的来做，有任何问题可以随时和我们联系。明天客服会发信息给您，安排好时间后按照预约时间过来就好。另外，这边帮小朋友准备了一份牙刷和刷牙计时器。"

**（3）医生专业而优质的服务是成功的关键**

①及时赶到诊所，做好器材准备（牙齿外伤可能伤及嘴唇，不要忘记准备缝线、纱布等五件套），体现专业素养。

②患者到场后，第一时间安抚患者和家人的情绪。

　　医生："××（患者姓名），现在还疼不疼？快点过来给叔叔/阿姨看一下。"快速检查伤口，初步评估病情。（通过专业的行动稳定家长情绪。）

　　医生："××，你先和姐姐选一下你喜欢看的动画片，我先和你爸爸妈妈聊一下。"（转移患者注意力，进一步稳定情绪，安抚家长。）

　　医生："××爸爸妈妈先和我说一下，××的小牙齿是怎么伤到的？受伤到现在大概过了多久？在家里有没有做什么处理？"（了解病史，进一步评估病情。）

　　医生："我基本了解了，那你们先坐一下，我来帮××做一下详细检查。一会儿还需要拍片检查，你们稍等一下，不用担心！"（"不用担心"要多讲，有稳定情绪的奇效。）

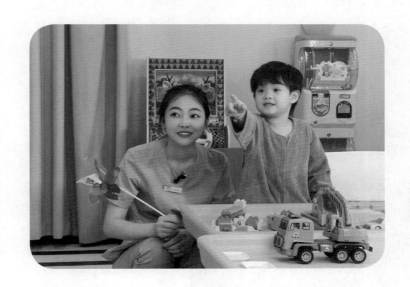

　　③检查后充分告知家长病情，注意用简洁的语言帮助家长明白病情及要做的配合。

　　④初步说明目前的病情，同时介绍未来可能出现的状况，但引导家长从积极的角度看待问题。

　　⑤进一步介绍将要进行的治疗，获得家长的理解和配合。切记知悉情况并签署知情同意书后再进行治疗。

　　医生：因为伤口不大，不需要缝合，定期观察就好。千万记住受伤的牙一定不能咬东西，一个星期后过来复查。最近不要吃太冷、太热的东西。如果有什么不舒服，随时和我们联系。（治疗结束后再次交代注意事项，体现专业度。）

　　⑥总结案例，分享到朋友圈，进行社区科普，树立门诊品牌专业形象。

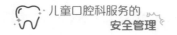
### 7. 弓丝戳到嘴巴急诊真实案例

晚上客服打来电话，我预感又有急诊了。

我立刻拿起电话："怎么啦？什么，真真的弓丝戳到嘴巴了？那他在哪里，方便现在过来吗？在住校啊，这个时间点可怎么办？嗯，好的，那我现在给孩子妈妈打电话，看看能不能跟真真直接联系，然后决定怎么处理。"

弓丝戳到嘴巴并不难处理，现在麻烦的是孩子在住校，可能不方便来诊所。我马上拨通了真真妈妈的电话："真真妈妈您好，我是芽芽口腔的王医生。刚刚听客服说，真真牙齿上的弓丝戳到了嘴巴。孩子现在是住校对吧？那方便我直接跟真真联系一下吗？孩子假如不方便过来，我看能否在视频里指导他应急处理一下。"

家长立刻去翻查了老师的电话号码，她在电话那头焦急地拜托我一定要快点解决。

家长很快把老师的电话号码发过来了。

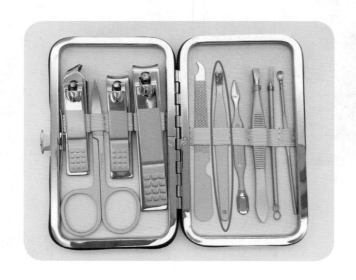

修理指甲边缘的小叉子可以用来临时处理结扎丝翘起问题，但这种方法不是一劳永逸的，只能暂时让孩子不那么难受。

我立刻打电话过去："老师您好，我是芽芽口腔的王医生，是真真的主治医生。不好意思，这么晚麻烦您了，能让我和真真通话了解一下情况吗？"

老师也很为真真担心，她很快就到宿舍让真真接了电话。

我问真真："真真，你和叔叔说现在哪个地方不舒服？嘴巴右边最后面是吗？有没有小铁片掉下来？没有啊，很好。你先别着急，你把电话给老师。"看来情况还不算太糟糕，应该可以让老师在我的指导下进行操作。

我和老师加了微信。老师打开了视频，我看见了真真和其他很多张好奇的小脸蛋，同学们都围过来想帮忙。

通过视频，我发现原来是右上方悬吊的结扎丝翘起来了。还好，这个问题比较容易解决。我问老师是否有修指甲的小叉子。正巧老师包里有一套修指甲的工具。我让老师找来消毒酒精，给小叉子消了毒，再一步步教老师如何把结扎丝藏到弓丝下面。这时，孩子们有的打手电筒照明，有的拿着手机把摄像头对准牙齿，还有的帮真真托住头使其往后仰。我一边指挥着孩子们，一边告诉老师怎么拉开口角。老师毕竟是第一次当"牙医"，每一步都小心翼翼，生怕出错磕碰到牙齿。在大家的共同努力下，真真弓丝的问题总算解决了。

我再次真诚地感谢老师和同学们的帮助。孩子们的一声声"不客气"通过手机回荡在我耳边。老师也开玩笑说："看来我以后可以有第二职业了。"此时，我也松了一口气，开玩笑地回应道："芽芽儿童牙科门诊欢迎您的加入。"

一场"惊心动魄"的远程急诊完成后，我赶紧给真真妈妈打电话，让她放心。我非常理解发生这种情况时家长的焦急心情。只要我们能帮助孩子解决问题，为家长宽忧，家长也一定能感受到我们的真诚。虽然做医生不容易，常常会有突如其来的小难题，但还是挺有乐趣的。

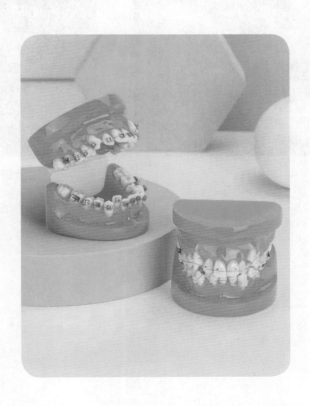

# 六 | 总结与建议

在治疗儿童病患时，切记以下几点：

①时常更新、巩固自己的急救知识储备。

②熟悉所有可能在诊疗中发生的紧急情况及对应的处理方法。

③熟悉诊疗中药物可能导致的不良反应，并掌握相应的应对策略。

④注重团队对危急事件的处理能力，定期开展急救模拟演练。

⑤进行急救处理时要做到流程清晰，分工明确，临危不乱。

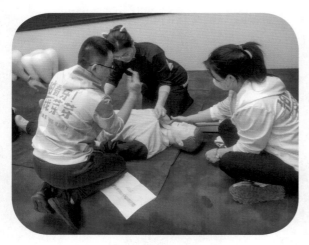

急救模拟演练①

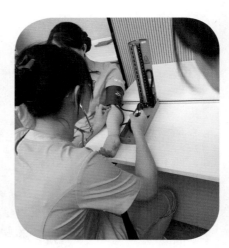

急救模拟演练②

Chapter 7

第七章
管理医疗安全
保障团队

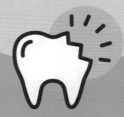

培养优秀的团队，是一切优质安全服务的基础。

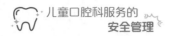

# 一丨每个岗位人员都是安全的守护者

在一家诊所里面，大家觉得哪个岗位是最重要的？哪个岗位是必不可少的？

相信有人回答是医生，有人回答是行政岗位，也有人回答每个岗位都很重要，诊所里的每个岗位都担负着重要的岗位职责。只不过有些岗位的作用明显、直接，容易被人关注到；有些岗位则是默默付出的"后勤军"。但是不管什么岗位，对于诊所的正常运转都很重要。现在各个单位都讲究团队配合，人多力量大，只有大家拧成一股绳，团结一致，才能所向披靡，否则真正面临问题时，只会是一盘散沙，溃不成军。

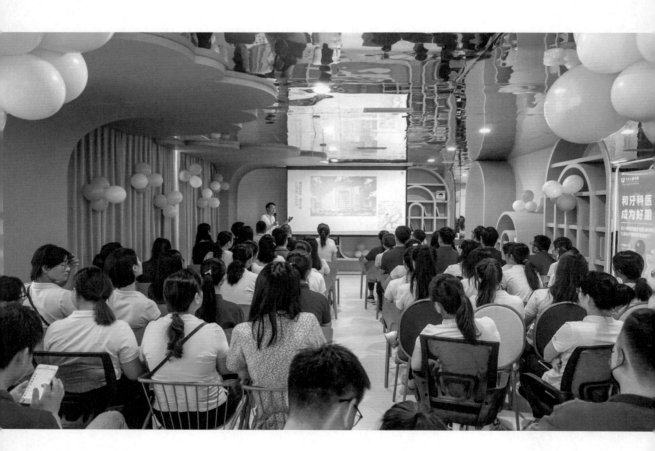

除了日常的岗位工作以外，诊所还会定期组织安全管理培训。每个人都要熟练地掌握急救知识，这样当安全问题来临，每个人都能够明确自己的分工，各司其职，问题也就迎刃而解。

门诊的每个岗位的工作者是如何成为门诊"安全守护者"的呢？

### 1. 保洁岗位

每天来到工作岗位的时候，大家是否有留意到干干净净的工作环境，看到工服平平整整地摆放在自己的衣柜呢？如果要问这是谁帮我们做的，毫无疑问，是保洁大姐。每天早上七点半前，保洁大姐就已经开始在诊所里忙碌：她认真地把地面擦得干干净净，严格对诊所的每一个角落进行消毒，让我们九点上班的时候，能拥有一个干净清爽的工作环境，孩子们来到诊所时也不会因为地面湿滑而摔倒受伤。我们设置的孩子活动的区域要每4h消毒一次，因此保洁大姐早上、中午和大家下班后都会打扫地面并进行消毒。每天穿梭在忙碌的医护人员中间时，大家总会不经意看到一抹熟悉的身影：是她在打扫小朋友丢在地上的纸巾，是她往返于候诊区和诊室拖洗污渍，是她在洗手间里擦除洗手台残留的水渍并及时补充卫生用纸，是她在下班后把我们每天换下的工服清洗消毒并整理妥当……

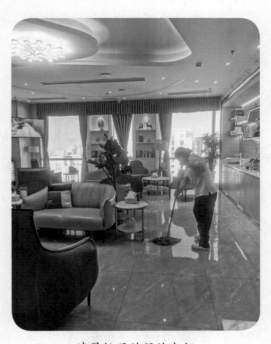

清晨忙碌的保洁大姐

保洁大姐第一时间清理现场环境，扫除医疗废料和杂物（如纸巾、呕吐物、血渍等），为医疗安全提供了有力的保障。尽管在很多人眼中这是个平凡的岗位，但是保洁大姐始终是环境卫生与安全的无声守护者！

### 2. 前台岗位

一个优秀的前台工作人员代表着诊所的形象，往往是家长、孩子接触和了解诊所的一扇门，他们给顾客的第一印象非常重要。前台工作人员的日常工作，便是当家长携着孩子来到诊所时，微笑接待，礼貌问好，提供贴心服务。

在前台，除了孩子们互动时发出的笑声，更多时候我们听到的是这样的声音："怎么还没轮到我们呀？""停车券在哪里领？""姐姐，我要游戏币玩游戏！""姐姐，我们下次要约什么时间呀？"

面对家长和孩子们的各种问题和要求，前台工作人员会保持笑容，游刃有余地将问题一一解决。

前台工作人员其实每天都在重复着同样的工作：接听电话、解答疑惑、引导家长、调配人员。前台工作看似平凡琐碎，背后却有着很多要求和技巧。每天要接待不同的家长和孩子，应对各种突发状况，还要给他们留下良好印象，前台要做到八面玲珑、面面俱到实属不易，如果没有较强的随机应变能力，就无法胜任。前台工作人员的出色表现，可以让我们减少和避免客户投诉，赢得客户的赞许。所以说，前台工作人员是我们客户满意度的重要守护者。

当出现安全问题，前台工作人员要第一时间稳定住其他在场的家长和孩子，避免突发事件造成集体恐慌，并快速疏散现场人群，引导家长带领孩子前往安全区域，避免出现急救环境拥堵情况，同时防止未经许可的拍摄行为，保护患者和诊所的隐私。

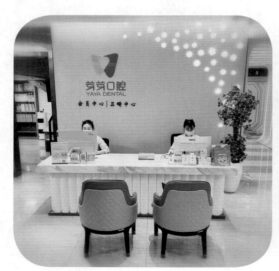 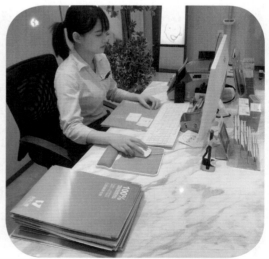

经验丰富的前台工作人员

### 3. 客服岗位

客服岗位是不可或缺的岗位之一。客服可以说是安全的第一线、引导的第一关，是家长和医生沟通的桥梁，是出现问题时的第一反馈者，更是家长和孩子的朋友。当家长和孩子还未踏足诊所时，他们便是通过联系客服来详细了解诊所的基本情况的。客服人员的详细解答能帮助家长快速了解诊所的相关信息，服务质量的优劣、解答是否清晰明了，将影响家长和孩子是否选择前来就诊。因此，客服要具备极高的专业素养和扎实的专业知识，这样当家长问及一些专业问题时，能够准确解答，留下良好的印象。同时，客服人员要学会换位思考，真正做到关心孩子的健康、理解家长的感受，让家长即使没有来诊所也能感受到关心和温暖，而不是一板一眼地机械问答。很多时候，我们需要客服人员通过微信提前告知家长牙齿治疗的相关事项，包括家长须知、就诊须知、位置指引图、天气情况等细节。让顾客感受到我们的用心和细心是客服在和顾客进行前期沟通时最为重要的一个原则。

　　此外，客服还有一项重要工作——诊疗后的回访，包括了解孩子牙齿处理后的舒适度，收集家长的意见、相关建议。在回访中，如果家长产生了不满情绪，客服要及时发现、及时处理，最好在12h内解决问题。另外，客服还需要追踪"未成交"的顾客，了解"未成交"的原因并跟踪后续进展。客服每月要统计、整理各种数据并反馈给团队，这些数据包括初诊数量、初诊渠道、成交量、复诊成交情况等，帮助团队调整、完善诊疗过程。客服人员需要有较强的责任心，并且努力把每一个细节做到位，无论顾客最终与诊所成交与否，都要维护好关系，让顾客能够在诊所里获得用心的服务、感受到贴心的关怀。所以，无论在诊疗前还是诊疗后，客服人员都是一家诊所服务体系中必不可少的一环。尤其当安全问题来临时，对电话沟通再熟悉不过的客服人员往往能第一时间拨打急救电话，陈述事件重点、记录要点，及时安抚家长情绪，避免现场出现更加严重的纷乱，耽误最佳急救时机。

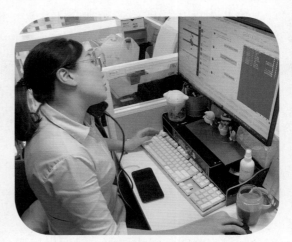

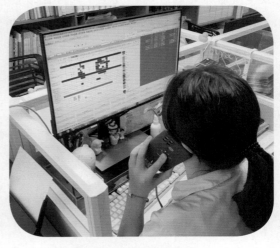

忙碌接听电话的客服姐姐

### 4. 医生岗位

医生是门诊当之无愧的核心，他们需要带领团队开展日常医疗工作，在医疗安全中起着至关重要的作用。对于儿童口腔科医生而言，他们需要经常面对调皮的小朋友们，需要更加小心谨慎。在诊疗的过程中，孩子可能会无意识地把手举起来，或者突然坐起来，医生们无法知道孩子下一秒会做出什么举动，这对于他们的诊疗而言无疑是一种挑战。

医生要具备丰富的临床经验及诊疗技术，并不断学习，提升自我。通常情况下，他们还要带领助手一起学习。医生们需要高效完成临床诊疗项目并确保诊疗安全，定期开展病例讨论并强化基础知识的学习，收集整理特殊案例并制订学习目标和规划。

家长对医生的期望值通常会非常高，他们希望医生专业、可靠，所以医生往往会面临家长提出的各种各样的问题。因此，医生必须努力提升自己的专业能力，用丰富的经验解决孩子的口腔问题，做好病历书写和助手带教，尽力避免意外情况的发生，赢得家长的信任。综上所述，儿童口腔科医生需要过硬的临床技能、一定的行为管理知识与经验，才能有效和儿童、家长沟通，主导助手和客服一起完成儿童的引导和治疗，为儿童患者和家长提供细致、周到的专业服务。

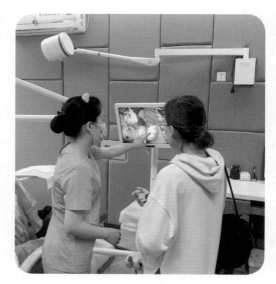

医生是诊所医疗安全的守护者，当安全问题来临时，医生要第一时间出现在急救人员面前，用最快的速度判定患者的情况，并采取相应的急救措施，把握好急救的"黄金4分钟"，确保每一个急救步骤准确无误，还要及时调整自身心态，保持思路清晰、逻辑明确。

### 5. 助手岗位

医生们常说："助手是医生的第二只手和第二张嘴。"如果没有助手的默契配合，医生就不能顺利地开展工作。在儿童口腔科里，助手在很多情况下甚至能发挥出比医生更大的作用：假设医生要花费很多时间去跟孩子沟通，那么便会大大降低诊疗的效率，这个时候，助手的作用就体现出来了。在检查和治疗前，助手可以先与孩子沟通，引导孩子，让孩子能够配合检查和治疗；在治疗的过程中，助手时时都在帮助医生把控医疗安全；在医生给孩子加麻药的时候，助手会保护和控制好孩子的手，防止孩子因随意乱动，打飞医生的注射器或其他医疗用具，从而误伤自身。此外，医生在进行诊疗时，有时会太专注于孩子的口腔情况而忽略孩子身体上的其他状况，当孩子出现不适时，助手可以及时发现并提醒医生。医生和助手彼此配合，积极解决问题，可以有效防止意外发生。所以，助手真的是必不可少。

在儿童口腔科诊疗过程中，助手还需要和医生配合发挥"四手"操作的优势——快、准、安全、协同，将"四手"操作精细化、扩大化、温暖化，这也相当考验医生与助手的默契程度。因此，助手也是诊所医疗安全的守护者。

当安全问题来临时，助手便仿佛有了三头六臂一般，她们会第一时间前往离自己最近的急救物品所在的位置，快速取得相关急救物品并返回现场，全力协助医生采取急救措施。

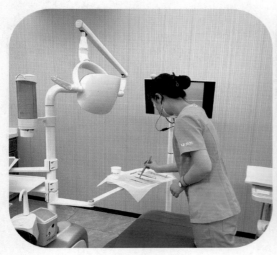
充分做好准备工作

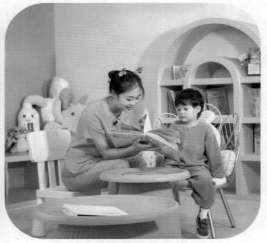
给孩子讲绘本

## 6. 行政部岗位/市场部岗位

行政部和市场部同事总是默默无闻地做好后方的保障工作。诊所总会有很多临床之外的事情需要处理，例如很多证件的常规年度审核、报备工作，财务、招聘、市场营销等，都需要行政部门来进行处理。这些看似简单的事情，往往都要认真对待。各种仪器的日常保养、维修，也是由行政部门全权负责。他们需要在报修后的

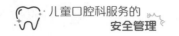

24h内联系维修人员，并跟踪仪器的保养与维修情况。如果没有行政部门来做好后勤管理工作，医护人员就无法安心顺利地开展工作。

市场部也是非常重要的部门。通常情况下，市场部要对接很多外部活动，他们的职能是"让更多的人知道我们"。为此，他们需要引领家长和孩子到诊所，负责内部营销策划，和团队沟通详细活动内容，引导大家配合开展活动并接待好到店顾客。除此之外，他们还需制订详细的市场营销方案和流程。综上所述，行政部和市场部工作人员是诊所后勤安全保障的守护者。

由于市场部工作人员以男性为主，当安全问题来临时，他们往往会在第一时间到达现场，发挥"力量"的优势，负责抬、拉、背、抱、扛等体力活。而行政部人员在安全事故发生时，往往会根据自身经验迅速搜集相关人员的基本资料，采集现场相关照片及视频，以应对后续可能会出现的医疗纠纷，是急救队伍中稳居后方的定海神针。

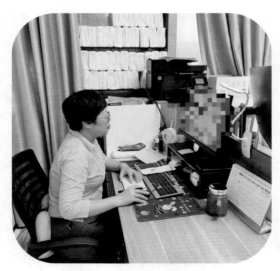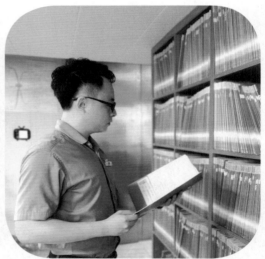

认真核对考勤记录的行政部工作人员和认真检查资料的市场部工作人员

## 7. 供应室岗位

对于诊所而言，消毒供应事关重大。每天早上大家精神饱满地开晨会时，供应室工作人员便开始在每个诊室分配可供一天使用的牙科医疗器械。因为诊所医疗器械需要无菌环境，所以器械清洗、打包、消毒的各个环节都非常重要。不同器械的清洗、消毒和保养方式也各有不同。每一件医疗用品的消毒时间、使用期、检查时间、回收时间，供应室工作人员都必须牢记于心。只有供应室人员尽职尽责、严谨认真，杜绝器械污染，医护人员才能安心地进行临床操作。当医生和助手休息的时候，往往能看见供应室工作人员在认真收拾使用过的器械并进行分类整理。所以，供应室工作人员是诊所医疗消毒安全的守护者。

当安全问题来临时，供应室工作人员会迅速清理无关急救的牙科器械，防止急救过程中出现器械滑落、划伤人员等可能发生的意外。

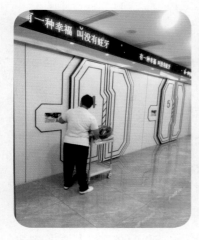

供应室工作人员正在收拾诊室
器械

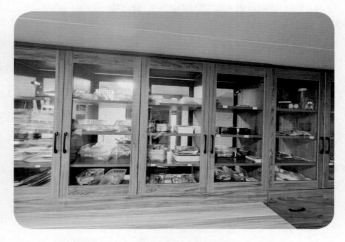

供应室工作人员将消毒好的器械有序摆放

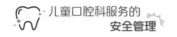
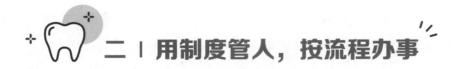

### 二丨用制度管人，按流程办事

#### 1. 制度化流程的深入执行

在诊所的日常工作中，最糟糕的事情就是工作流程不清晰。不清晰的工作流程一方面会影响工作的效率，另一方面又会频繁地造成内耗，所以各部门应分别整理制订流程图，再汇总修改、颁布执行、监控完善，这些工作很有必要。举个简单的例子，诊所工作人员在寄快递时，几点钟寄，加急件还是普通件，寄去哪里，有什么要求等，都需要清晰地描述，让人一目了然才能贯彻执行。不然若出现意外的情况，将会影响办事的效率或出现相互推诿等情况。如果有一套寄快递的标准流程，整个团队的工作效率就能得到有效提高。

医生和助手团队尤其讲究团队成员之间的高效配合。医生和助手甚至经常被要求在无语言交流的前提下默契配合完成工作。诊疗过程中，医生伸手、点头或者进行简单的暗示，助手就已经知道医生需要什么工具，下一步要进行什么操作。

下面给读者展示一下我们的诊所每个岗位部分项目的工作流程（标准作业），仅供读者参考：

快递收发标准工作流程

| 持有部门 | 客服部 | | 文件编号 | YY-KF-SOP-01 |
|---|---|---|---|---|
| 制订者 | | 审核者 | | 版次 |
| 制订日期 | | 审核日期 | | 执行日期 |
| 适用范围 | 适用于诊所各部门每日所需的快递收发，包含日常文件（按照当事人指定快递发送）、牙模（早期牙套、隐适美发顺丰快递）的快递收发 | | | |

| 序号 | 程序 | 场景 | | 操作程序 | | | 目标 | 效果评价 | |
|---|---|---|---|---|---|---|---|---|---|
| | | 图文示例 | 要求 | 医生 | 助手 | 前台 | | 自评（日评） | 专评（周评） |
| 1 | 寄牙模 | | 按要求及时收发物件 | ①将设计单内容告知配合助手 ②核对设计单并签名 | ①整理牙模、配件 ②填写设计单 ③与主治医生核对设计单，主治医生签名 ④打包牙模、配件 ⑤送牙模至客服部让发件人发快递、并在设计单上签名 ⑥发送对比照片给加工厂 | ①17:30检查送出牙模及设计单 ②如未达到送出规范，及时与配合助手交接 ③如因特殊原因无法收取物件或时间延误，需在17:00前通知助手 ④打包牙模，填写牙模登记表并通知快递员到店收件 | 确保牙模及时送出 | | |
| 2 | 寄文件、物料 | | | 打包好所需寄出物品，给发件人 | | ①核对寄出物品信息：收件信息、物品数量、快递名称、付费方式 ②通知快递员到店收件 ③付费，领取快递单号并发送给寄件人 | 信息准确无误，交接流畅 | | |

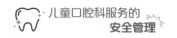

（续上表）

快递收发标准工作流程

| 持有部门 | 客服部 | 文件编号 | YY-KF-SOP-01 |
|---|---|---|---|
| 制订者 | | 审核者 | |
| 制订日期 | | 审核日期 | |
| 适用范围 | 适用于诊所各部门每日所需的快递收发，包含日常文件（按照当事人指定快递发送），牙模（早期牙套、隐适美顺丰快递发送），牙模（早期牙套、隐适美顺丰快递）的快递收发 | | |

| 序号 | 程序 | 场景 | | 操作程序 | | | 目标 | 效果评价 | |
|---|---|---|---|---|---|---|---|---|---|
| | | 图文示例 | 要求 | 医生 | 助手 | 前台 | | 自评（日评） | 专评（周评） |
| 3 | 收牙模 |  | ①收到牙模后需要第一时间检查是否合格，并告知客户与客服服务部与顾客预约时间佩戴 ②及时处理不合格的牙模 | | | ①收到牙模第一时间拆件 ②早期牙套：填写客服服务登记表，技工室牙模登记表，系统检查是否有预约时间，做好备注 ③将牙模交给主诊医生检查，确定无误后告知客服预约时间，已预约好时间的在预约处备注"牙模已到" ④隐适美牙套：通知复诊医生助手到店客服领取牙套，并归位 | 到店牙模能让顾客及时佩戴 | | |
| 4 | 收文件、物料 | | | 员工按照前台通知领取相应快递 | | ①核对快递收件人信息 ②核对无误后将其存放于快递放置处 ③通知相关人员领取快递 | 及时、准确收件，避免物件堆积 | | |

接待标准工作流程

| 持有部门 | 前台 | | 文件编号 | YY-KF-SOP-01 |
| --- | --- | --- | --- | --- |
| 制订者 | | 审核者 | 版次 | |
| 制订日期 | | 审核日期 | 执行日期 | |
| 适用范围 | 适用于前台接待顾客工作 | | | |

| 序号 | 程序 | 场景 | | 操作程序 | | 目标 | 效果评价 | | |
| --- | --- | --- | --- | --- | --- | --- | --- | --- | --- |
| | | 图文示例 | 要求 | 前台 | | | 自评（日评） | 专评（周评） | |
| 1 | 初诊 | | ①环境整洁<br>②接待人员有亲和力，保持笑容、热情接待 | ①预约前台人员提前安排诊室，通知助手<br>②电梯门打开时，接待人员上前迎接顾客、确定顾客姓名、预约时间及询问小朋友的属相，将写好名字的贴纸贴在小朋友身上<br>③引领顾客就座、倒茶水<br>④耳机呼叫助手带小朋友出来熟悉环境<br>话术：您好，请问小朋友叫什么名字呀，宝宝是几点呢？宝宝是什么生肖？我们预约的名字是什么名呢？请问您喝绿茶还是红枣茶呢？这里有小朋友爱看的科普书籍，您可以先在这里阅览，待会护士姐姐出来带小朋友熟悉环境，您稍坐一下 | 给顾客留下良好的初诊印象 | | | |

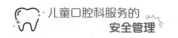

儿童口腔科服务的
**安全管理**

（续上表）

| 持有部门 | 前台 | | |
|---|---|---|---|
| 制订者 | 审核者 | | |
| 制订日期 | 审核日期 | | |
| 适用范围 | 适用于前台接待顾客工作 | | |

接待标准工作流程　　文件编号　YY-KF-SOP-01　版次　执行日期

| 序号 | 程序 | 场景<br>图文示例 | 要求 | 操作程序<br>前台 | 目标 | 效果评价<br>自评（日评） | 效果评价<br>专评（周评） |
|---|---|---|---|---|---|---|---|
| 2 | 复诊 | | ①环境整洁<br>②接待人员有亲和力，保持笑容、热情接待 | ①预约前台人员提前安排诊室和助手<br>②系统挂号（请看图文示例），提醒助手顾客已经预约，助手从前台领取顾客的病历，请助手带顾客到诊室，耳机告知助手顾客已到，对讲机呼叫医生到诊室看诊 | | | |
| 3 | 来客 | | ①环境整洁<br>②接待人员有亲和力，保持笑容、热情接待 | ①询问客人此行目的<br>a. 未预约到店：<br>话术：您好，请问您是？<br>好的，您是否有预约呢？<br>b. 已预约到店：您好，请问您是？<br>好的，您这边稍坐一下，喝杯茶，我去通知医生<br>②推销人员<br>话术：麻烦您提供一下名片，我跟医生说一下，到时候有需要再联系您 | | | |

144

（续上表）

接待标准工作流程

| 持有部门 | 前台 | 文件编号 | YY-KF-SOP-01 |
| --- | --- | --- | --- |
| 制订者 | | 审核者 | 版次 |
| 制订日期 | | 审核日期 | 执行日期 |
| 适用范围 | 适用于前台接待顾客工作 | | |

| 序号 | 程序 | 场景<br>图文示例 | 要求 | 操作程序<br>前台 | 目标 | 效果评价 | |
| --- | --- | --- | --- | --- | --- | --- | --- |
| | | | | | | 自评（日评） | 专评（周评） |
| 4 | 面试 | | ①环境整洁<br>②接待人员有亲和力、保持笑容、热情接待 | ①引领顾客就座、提供茶水<br>②通知行政人员<br>话术：您好，这边请坐，今天有绿茶和红枣茶，请问喝杯什么茶呢？好的，您稍等一下，待会儿我同事会过来 | 热情接待，信息传达到位 | | |
| 5 | 外卖、快递 | | ①环境整洁<br>②接待人员有亲和力、保持笑容、热情接待 | 拿取到的所有外卖、快递都放置在客服部<br>话术：您好，外卖（快递）给我就好，谢谢您 | 热情接待，信息传达到位 | | |

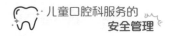
儿童口腔科服务的
安全管理

初诊咨询、预约标准工作流程

| 持有部门 | 客服部 | | | 文件编号 | YY-KF-SOP-01 |
|---|---|---|---|---|---|
| 制订者 | | 审核者 | | 版次 | |
| 制订日期 | | 审核日期 | | 执行日期 | |
| 适用范围 | 适用于客服初诊咨询、预约工作 | | | | |

| 序号 | 程序 | 场景 | | 操作程序 | | 效果评价 | |
|---|---|---|---|---|---|---|---|
| | | 时长 | 图文示例 | 要求 | 客服 | 目标 | 自评（日评） | 专评（周评） |
| 1 | 线上咨询 | 15分钟内 | | 礼貌表达 | 发送温馨提示，及时回复咨询信息，如遇到不会回答的问题，则可请教医生话术：您好！请问有什么可以帮到您 | 温暖开场 | | |

146

（续上表）

初诊咨询、预约标准工作流程

| 持有部门 | 客服部 | | 文件编号 | YY-KF-SOP-01 |
|---|---|---|---|---|
| 制订者 | | 审核者 | 版次 | |
| 制订日期 | | 审核日期 | 执行日期 | |
| 适用范围 | 适用于客服初诊咨询、预约工作 | | | |

| 序号 | 程序 | 场景 | | 操作程序 | | | 效果评价 | |
|---|---|---|---|---|---|---|---|---|
| | | 时长 | 图文示例 | 要求 | 客服 | 目标 | 自评（日评） | 专评（周评） |
| 2 | 了解孩子的基本情况，发送就诊须知 | 5分钟 | 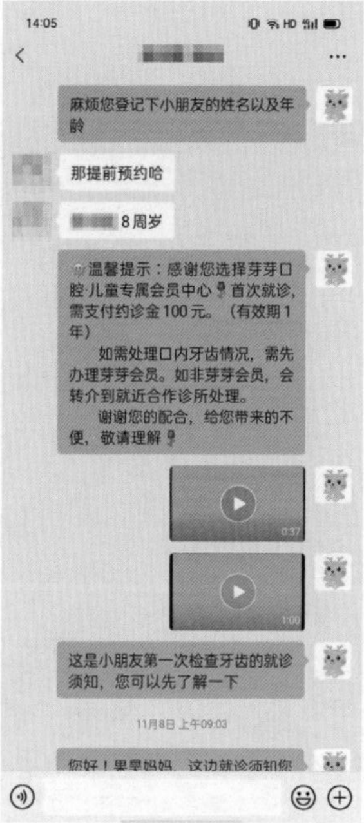 | 语义明确，表述清晰 | ①询问孩子的牙齿情况，预约时间，登记孩子的姓名、年龄以及家长的联系方式 ②儿童顾客（18周岁以内）必须发送会员 ③顾客来源（朋友介绍、其他渠道） ④儿童顾客（12周岁以内）须发送家长陪伴须知视频 | 沟通有效、气氛融洽 | | |

147

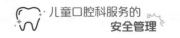
儿童口腔科服务的 **安全管理**

（续上表）

| 持有部门 | 客服部 | | 初诊咨询、预约标准工作流程 | | | 文件编号 | | YY–KF–SOP–01 | | | |
|---|---|---|---|---|---|---|---|---|---|---|---|
| 制订者 | | 审核者 | | | | 版次 | | | | | |
| 制订日期 | | 审核日期 | | | | 执行日期 | | | | | |
| 适用范围 | 适用于客服初诊咨询、预约工作 | | | | | | | | | | |
| 序号 | 程序 | 时长 | 场景 | | | 操作程序 | | 目标 | 效果评价 | | |
| | | | 图文示例 | | 要求 | 客服 | | | 自评（日评） | 专评（周评） | |
| 3 | 登记孩子就诊信息 | 1分钟 | | | 善用敬语 | 登记必要信息<br>话术：您好！×× 妈妈，麻烦您提供下小朋友的姓名、年龄以及您的联系方式，我这边登记一下，这是小朋友第一次就诊的就诊须知，您先了解一下 | | 体现工作专业性 | | | |

148

（续上表）

| 持有部门 | 客服部 | | | |
|---|---|---|---|---|
| 制订者 | | 审核者 | | 文件编号 | YY-KF-SOP-01 |
| 制订日期 | | 审核日期 | | 版次 | |
| 适用范围 | 适用于客服初诊咨询、预约工作 | | | 执行日期 | |

| 序号 | 程序 | 场景 | | 操作程序 | | 目标 | 效果评价 | |
|---|---|---|---|---|---|---|---|---|
| | | 时长 | 图文示例 | 要求 | 客服 | | 自评（日评） | 专评（周评） |
| 4 | 发送定位和指引 | 1分钟 | | 精准表达各项信息 | 确定预约时间后，询问顾客是开车还是打车，发送定位<br>话术：××妈妈，您到时候过来是开车还是打车呢？我给您发送详细的位置 | 个性关怀、暖心告知 | | |

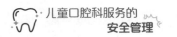
（续上表）

初诊咨询、预约标准工作流程

| 持有部门 | 客服部 | | | |
|---|---|---|---|---|
| 制订者 | | 审核者 | | |
| 制订日期 | | 审核日期 | | |
| 适用范围 | 适用于客服初诊咨询、预约工作 | | | |

文件编号　YY-KF-SOP-01
版次
执行日期

| | | | 场景 | | 操作程序 | | 效果评价 | | |
|---|---|---|---|---|---|---|---|---|---|
| 序号 | 程序 | 时长 | 图文示例 | 要求 | 客服 | 目标 | 自评（日评） | 专评（周评） |
| 5 | 发送预约时间、确认信息 | 1分钟 | | 信息确认无误 | 预约成功后，以文字形式发送预约信息至顾客微信，进行再次确认话术：××小朋友预约了××（具体时间）的时间，我们会提前一天致电提醒您，如时间上有变动，请提前两天及时与我们联系，感谢您的配合，芽芽口腔祝您生活愉快 | 关怀备至、精准预约 | | |

## 补牙标准工作流程

| 持有部门 | 护理部 | 文件编号 | YY-HL-SOP-01 |
|---|---|---|---|
| 制订者 | 审核者 | 版次 | |
| 制订日期 | | 执行日期 | |
| 适用范围 | 适用于树脂补牙治疗操作 | | |

| 序号 | 程序 | 时长 | 图文示例 | 要求 | 操作程序 医生 | 操作程序 助手 | 操作程序 前台 | 目标 | 效果评价 自评（日评） | 效果评价 专评（周评） |
|---|---|---|---|---|---|---|---|---|---|---|
| 1 | 诊室准备 | 3分钟 | | 环境整洁，空气清新，物品齐全，设备运行正常 | | ①打开电脑系统和电视、检查物品<br>a. 器械设备类：口腔检查五件套（口镜、探针、镊子、三用枪、树脂充填器）、补牙套装、快机、慢机、洁牙机。<br>b. 材料、药品类：沟封闭剂、黏结剂、流动树脂、固体树脂、酸蚀剂、自酸黏剂、固化灯、垫底材料、窝耦合棒、固化剂、玻璃板、调拌刀、抛光刷、挖器、酒精、咬合纸、薄补、凡士林、挡光板。<br>c. 一次性物品类：手套2双、吸引器管、头套各1个、小围巾1条、污物杯1个、漱口杯1个<br>②贴避污膜<br>a. 一次性取避污膜7节长度 | 引导家长签知情同意书；询问小朋友今天想要看的内容并告知助手（例：你想看什么动画片呀，我们去诊室告诉姐姐） | 物料准备齐全，设备功能完好 | | |

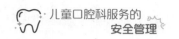
（续上表）

| 补牙标准工作流程 | | | | |
|---|---|---|---|---|
| 持有部门 | 护理部 | | 文件编号 | YY-HL-SOP-01 |
| 制订者 | | 审核者 | 版次 | |
| 制订日期 | | | 执行日期 | |
| 适用范围 | 适用于树脂补牙治疗操作 | | | |

| 序号 | 程序 | 场景 | | | 操作程序 | | | 效果评价 | | |
|---|---|---|---|---|---|---|---|---|---|---|
| | | 时长 | 图文示例 | 要求 | 医生 | 助手 | 前台 | 目标 | 自评（日评） | 专评（周评） |
| 2 | 诊室接待、陪伴 | 2分钟<br><br>2分钟 | | ①提前在诊室等候<br>②和小朋友互动，建立良好关系<br>③就诊期间全程陪伴小朋友<br>④就诊期间带家长离开诊室 | 做诊前准备 | b. 按顺序定位：<br>助手台按键（1节）→医生台按键（2节）→医生台拉手（1节）→灯手柄（左右各1节）→气枪（1节）<br>③儿童牙椅手柄采用消毒湿巾消毒<br><br>①微笑迎接（招手并叫出小朋友的名字）<br>②助手自我介绍<br>③与小朋友沟通（根据了解到的小朋友的喜好及其衣着打扮）<br>④引导小朋友安全坐上牙椅（脱鞋）并选好动画片<br>⑤戴牙椅头套→系围巾→引导漱口并擦嘴（温水半杯）→调整椅位（提前告知小朋友）<br>⑥打开牙片并通知医生<br>话术：嗨！你好，×× 小朋友，我是 × 姐姐，我们又见面啦 | 与助手进行行诊前交接 | 配合高效、娴熟，沟通有效，操作安全 | | |

（续上表）

| | | | | 补牙标准工作流程 | | | | | | | |
|---|---|---|---|---|---|---|---|---|---|---|---|

| 持有部门 | 护理部 | | 文件编号 | YY-HL-SOP-01 |
|---|---|---|---|---|
| 制订者 | | 审核者 | 版次 | |
| 制订日期 | | | 执行日期 | |
| 适用范围 | 适用于树脂补牙治疗操作 | | | |

| 序号 | 程序 | 时长 | 场景 | | 操作程序 | | | 目标 | 效果评价 | |
|---|---|---|---|---|---|---|---|---|---|---|
| | | | 图文示例 | 要求 | 医生 | 助手 | 前台 | | 自评（日评） | 专评（周评） |
| 3 | 诊室—治疗前 | 2分钟 | | ①和小朋友互动，建立良好关系 ②查看家长已签好的同意书并交由医生签名 | ①医生进入诊室（和小朋友打招呼，介绍自己）②与小朋友沟通（例：今天我们要捉一个大虫子，如果大虫子咬你，你就举手哦）③口内检查确定龋齿位置 ④确定摄治疗影像资料（X光片）⑤拍摄治疗牙位的内窥镜照片 | ①配合介绍医生的名字 话术：××小朋友，我们××叔叔阿姨来帮我们检查小牙齿有没有刷干净啦，小嘴巴要张大哦！②传递内窥镜 话术：××小朋友，我们嘴巴张大哦，叔叔阿姨给你的小牙齿拍张照片 | | | | |

（续上表）

补牙标准工作流程

| 持有部门 | 护理部 | | 文件编号 | YY-HL-SOP-01 |
| --- | --- | --- | --- | --- |
| 制订者 | | 审核者 | 版次 | |
| 制订日期 | | | 执行日期 | |
| 适用范围 | 适用于树脂补牙治疗操作 | | | |

| 序号 | 程序 | 时长 | 场景 | | 操作程序 | | | 目标 | 效果评价 | |
| --- | --- | --- | --- | --- | --- | --- | --- | --- | --- | --- |
| | | | 图文示例 | 要求 | 医生 | 助手 | 前台 | | 自评（日评） | 专评（周评） |
| 4 | 诊室-治疗中（树脂填充） | 30分钟 | | ①设备准备 ②保持环境舒适，隔湿 ③过程中分散小朋友注意力 | ①口外排污、测试 ②去腐质，去薄壁弱尖 ③拍摄术中照片 ④隔湿，牙面吹干 ⑤酸蚀洞型 ⑥冲洗酸蚀剂 ⑦洞型干燥后涂布黏结剂 ⑧光固化黏结剂 ⑨树脂填充洞型，修整形态 ⑩光固化 ⑪调颌，抛光 ⑫拍术后内窥镜照片 | ①去腐质时吸水 话术：我们给小牙齿洗洗澡，把黑黑的东西洗掉，姐姐把你嘴巴里面的水吸掉，不能把嘴巴合起来哦。有什么不舒服就举起你的左手。（轻拍小朋友左手） ②传递内窥镜 话术：你看牙齿是不是有黑黑的东西了。 ③挡舌，准备并传递酸蚀剂（酸蚀过程中医生协助挡舌，助手准备黏结剂） 话术：给你的小牙齿涂上蓝莓牙膏，有点酸酸的，舌头不可以去舔哦！ ④去除纱布后，冲洗吸水 话术：我们给牙齿冲冲水，把刚才涂的蓝莓牙膏冲干净 | | | | |

（续上表）

补牙标准工作流程

| 持有部门 | 护理部 | | 文件编号 | YY-HL-SOP-01 |
|---|---|---|---|---|
| 制订者 | | 审核者 | | 版次 |
| 制订日期 | | | | 执行日期 |
| 适用范围 | 适用于树脂补牙治疗操作 | | | |

| 序号 | 程序 | 时长 | 图文示例 | 要求 | 操作程序 | | | 目标 | 效果评价 | |
|---|---|---|---|---|---|---|---|---|---|---|
| | | | | | 医生 | 助手 | 前台 | | 自评（日评） | 专评（周评） |
| | | | | | | ⑤挡舌，传递黏结棒<br>食指与拇指轻按瓶盖身（黏结剂蘸取完毕盖好瓶盖后才能松手）→打开瓶盖→瓶身45°倾斜→小棒蘸取黏结剂→盖好瓶盖→手指松开<br>话术：阿姨垫一个小毛巾在牙齿旁边，你的小舌头不能动哦，给小牙齿吹风，涂点蜂蜜哦！<br>⑥接走黏结棒并传递光固化灯（挡光板遮挡）<br>话术：我们照个暖暖的灯，你不能动哦！<br>⑦接走光固化灯并传递树脂（流动树脂尖端朝牙位方向传递，固体树脂分小块通过玻璃板传递）<br>话术：现在开始要补巴牙了，要张大嘴巴哦 | | | | |

（续上表）

| 持有部门 | 护理部 | | 文件编号 | YY-HL-SOP-01 |
| --- | --- | --- | --- | --- |
| 制订者 | | 审核者 | 版次 | |
| 制订日期 | | | 执行日期 | |
| 适用范围 | 适用于树脂补牙治疗操作 | | | |

补牙标准工作流程

| 序号 | 场景 | | | | 操作程序 | | | 目标 | 效果评价 | |
| --- | --- | --- | --- | --- | --- | --- | --- | --- | --- | --- |
| | 程序 | 时长 | 图文示例 | 要求 | 医生 | 助手 | 前台 | | 自评（日评） | 专评（周评） |
| | | | | | | ⑧传递充填器<br>⑨接走充填器，传递光固化灯（挡光板遮挡）<br>话术：我们又要来照个暖暖的灯，你还是不能动哦！<br>⑩调颌时吸水<br>话术：你咬一咬小牙齿，感觉一下会不会高高的，会的话阿姨就给你调一下。<br>⑪传递内颊镜<br>话术：我们的牙齿变漂亮了，你看是不是很好看，以后要好好刷牙哦 | | | | |

（续上表）

**补牙标准工作流程**

| 持有部门 | 护理部 | | 文件编号 | YY-HL-SOP-01 |
|---|---|---|---|---|
| 制订者 | | 审核者 | 版次 | |
| 制订日期 | | | 执行日期 | |
| 适用范围 | 适用于树脂脂补牙治疗操作 | | | |

| 场景 | | | | | 操作程序 | | | 目标 | 效果评价 | |
|---|---|---|---|---|---|---|---|---|---|---|
| 序号 | 程序 | 时长 | 图文示例 | 要求 | 医生 | 助手 | 前台 | | 自评（日评） | 专评（周评） |
| 5 | 诊室-治疗中 | 30分钟 | | ①设备准备舒适、隔湿 ②保持环境舒适、隔湿 ③过程中分散小朋友注意力 | ①口外排污、测试 ②去腐质，去薄壁弱尖 ③拍摄术中照片 ④隔湿，牙面吹干 ⑤补牙 ⑥调颌，抛光 ⑦拍术后内窥镜照片 | ①去腐质时吸水 话术：我们给小牙齿洗洗澡，把黑黑的东西洗掉，姐姐把你嘴巴里面的水吸掉，不能把嘴巴合起来哦。（轻拍小朋友左手）②传递内窥镜 话术：你看牙齿是不是没有黑黑的东西了？③准备酒精棉棒、凡士林棉棒 ④挡舌，准备并调拌填充剂（医生协助挡舌）话术：阿姨垫一个小毛巾在牙齿旁边，你的小舌头不能动哦，给小牙齿吹风。⑤调颌时吸水 话术：你咬一咬小牙齿，感觉一下会不会高高的，会的话阿姨就给你调一下 | | | | |

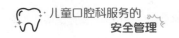
儿童口腔科服务的
**安全管理**

（续上表）

| 持有部门 | 护理部 | | | 补牙标准工作流程 | | | 文件编号 | YY-HL-SOP-01 | |
|---|---|---|---|---|---|---|---|---|---|
| 制订者 | | 审核者 | | | | | 版次 | | |
| 制订日期 | | | | | | | 执行日期 | | |
| 适用范围 | 适用于树脂补牙治疗操作 | | | | | | | | |

| 序号 | 程序 | 时长 | 场景 | | 要求 | 操作程序 | | | 目标 | 效果评价 | |
|---|---|---|---|---|---|---|---|---|---|---|---|
| | | | 图文示例 | | | 医生 | 助手 | 前台 | | 自评（日评） | 专评（周评） |
| 6 | 诊室—治疗后（在诊室写交接卡及病历） | 30分钟 | | | 关注小朋友治疗后的感受 | ①跟小朋友交代注意事项 话术：你今天表现得好棒哦！阿姨已经把虫子抓出来了，以后也要好好刷牙，不然会有新的虫子去咬牙齿哦！②与助手交接（特殊医嘱，下一次复诊计划） | ⑥传递内窥镜 话术：我们的牙齿变漂亮了，你看是不是很好看，以后要好好刷牙哦！①关闭灯光并复位，配合医生专诊小朋友，引导小朋友继续看动画片②写好交接卡③解开围巾，帮助整理好仪表，协助小朋友穿好鞋子、下牙椅④奖励游戏币和积分（4岁以下孩子的游戏币要交给家长）话术：姐姐给你今天的表现非常棒，这是奖励娃娃（拿着游戏币）。今天还有积分奖励哦（给积分卡或是给积分折盖章）⑤牵着小朋友的手走出诊室（询问小朋友是否要上洗手间） | | 宣传和教育到位，令顾客满意。诊室保持干净整洁，物品归位，达到备用标准 | | |

（续上表）

## 补牙标准工作流程

| 持有部门 | 护理部 | | | 文件编号 | YY-HL-SOP-01 |
|---|---|---|---|---|---|
| 制订者 | | 审核者 | | 版次 | |
| 制订日期 | | | | 执行日期 | |
| 适用范围 | 适用于树脂补牙治疗操作 | | | | |

| 序号 | 程序 | 时长 | 场景 | | 操作程序 | | | 目标 | 效果评价 | |
|---|---|---|---|---|---|---|---|---|---|---|
| | | | 图文示例 | 要求 | 医生 | 助手 | 前台 | | 自评（日评） | 专评（周评） |
| 7 | 诊室一次性待注意事项 | 2分钟 | | 表述清晰 | 如有特殊医嘱，医生自行与家长沟通 | ①将孩子交给家长，交代注意事项②引导家长到前台预约复诊时间③和客服交接时间 话术：××家长，××的表现很棒，很配合，治疗过程很顺利，××齿已经补好了，回去要督促他好好刷牙，定期来复查，有问题随时联系我们 | ①预约复诊时间②写预约卡③送顾客离开 | | | |
| 8 | 诊室物品处理 | 2分钟 | | 物品分类整理、物表消毒 | | ①对可重复使用的器械进行预处理后保湿暂存，对医疗废物严格分类处理②撤除牙椅避污膜，对诊室物体表面进行消毒处理（用清毒湿巾擦拭）③可复用物品物表面消毒后归位 | | | | |

159

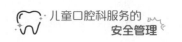
儿童口腔科服务的
安全管理

| | 行政部 | 实行者职称 | 办公室人员 |
|---|---|---|---|

员工入职标准工作流程

| 部门 | 行政部 | 实行者职称 | 办公室人员 |
| 任务号 | FOX-EO-SOP- | 任务的题目 | |
| 需要使用的工具 | | | |
| 效益/质量标准 | | | |

| 序号 | 程序 | 图文示例 | 要求 | 行政人员 | 医生 | 助手 | 前台 | 目的 | 话术 |
|---|---|---|---|---|---|---|---|---|---|
| 1 | 填写芽芽口腔入职申请表 | | 信息完善、真实 | 核实是否按要求填写 | | | | | 行政人员：您好，这是芽芽口腔入职申请表，请将对应的信息填写入内，谢谢 |
| 2 | 签署员工保密协议 | | 签署姓名、日期 | 核实信息正误 | | | | | 行政人员：您好，为确保公司信息不外泄，需要签署这份员工保密协议，请认真阅读，无异议后进行签署 |

160

（续上表）

| 部门 | 行政部 | | 实行者职称 | | | 办公室人员 | | | 员工入职标准工作流程 |
|---|---|---|---|---|---|---|---|---|---|
| 任务号 | FOX-EO-SOP- | | 任务的题目 | | | | | | |
| 需要使用的工具 | | | | | | | | | |
| 效益质量标准 | | | | | | | | | |
| 序号 | 程序 | 图文示例 | 要求 | 行政人员 | 医生 | 助手 | 前台 | 目的 | 话术 |
| 3 | 签署员工入职须知 | | 签署姓名，日期 | 核实信息正误 | | | | | 行政人员：您好，这是员工入职须知，里面详细讲解了入职需要注意的事项，请认真阅读，无异议后进行签署 |
| 4 | 提交相关资料 | | 正面免冠照片2张，身份证复印件，学历证书复印件，其他相关证书复印件 | 核实信息正误 | | | | | |

（续上表）

| 部门 | 行政部 | 实行者职称 | 办公室人员 | | | | | | |
|---|---|---|---|---|---|---|---|---|---|
| 任务号 | FOX-EO-SOP- | 任务的题目 | 员工入职标准工作流程 | | | | | | |
| 需要使用的工具 | | | | | | | | | |
| 效益质量标准 | | | | | | | | | |
| 序号 | 程序 | 图文示例 | 要求 | 行政人员 | 医生 | 助手 | 前台 | 目的 | 话术 |
| 5 | 下载、注册钉钉 | | 实名注册钉钉账号 | 核实信息正误 | | | | | 行政人员：请下载并注册钉钉，以方便以后记录您的出勤情况 |
| 6 | 完善钉钉入职基本信息 | 入职二维码 | 填写入职基本信息 | 核实信息正误 | | | | | 行政人员：注册钉钉后，请扫描二维码，完善入职基本信息 |
| 7 | 录入指纹信息 | | | 协助录入指纹信息 | | | | | 行政人员：请随我到前台录入指纹信息，方便进出 |

## 入园体检活动标准操作流程

| 部门 | | 实行者职称 | 办公室人员 |
|---|---|---|---|
| 任务号 | FOX-EO-SOP- | 任务的题目 | 入园体检活动标准操作程序 |

需要使用的工具

效益/质量标准

| 序号 | 程序 | 时长 | 图文示例 | 要求 | 行政 | 医生 | 助手 | 前台 | 目的 | 话术 |
|---|---|---|---|---|---|---|---|---|---|---|
| 1 | 和园方负责人对接活动流程 | | | 按实际情况组织活动，与园方达成合作 | ①确定体检人数 ②收集体检对象姓名（按班级）③和园方沟通体检形式：进入教室体检或在指定地点体检 ④确定体检内容和流程 ⑤按体检人数确定所需体检时间 | | | | 促进与校园的合作，做好诊所的宣传工作，发掘潜在会员 | |
| 2 | 活动安排 | | | 按所工作情况制订活动计划 | ①确定活动时间、地点、工作人员 ②制订活动流程表（人员分组进行）③活动开始前三天在群内发布活动通知，告知相关人员 | | | | 保证流程顺畅，活动正常进行 | |

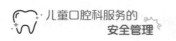

（续上表）

| 入园体检活动标准操作流程 | | | | | | | | | | |
|---|---|---|---|---|---|---|---|---|---|---|
| 部门 | | | 实行者职称 | | 办公室人员 | | | | | |
| 任务号 | FOX-EO-SOP- | | 任务的题目 | | 入园体检活动标准操作程序 | | | | | |
| 需要使用的工具 | | | | | | | | | | |
| 效益/质量标准 | | | | | | | | | | |
| 序号 | 程序 | 时长 | 图文示例 | 要求 | 行政 | 医生 | 助手 | 前台 | 目的 | 话术 |
| 3 | 物料准备 | | | 按活动流程备物料表准备物料，确保无误，多准备一些物料 | 活动前一天准备备物料 a.设备类：移动内窥镜、U盘、电源插排 b.一次性物品：口罩、手套、内窥镜膜、棉棒、酒精消毒湿巾、贴纸、保鲜膜、垃圾袋、防咬指套 c.资料类：体检名单、笔、牙模、牙刷、教科用具 d.其他：外出服（服装统一、整洁）、出行车辆安排 | | | | 保证物料充足，活动正常进行 | |

（续上表）

## 入园体检活动标准操作流程

| 部门 | | 任务号 | FOX-EO-SOP- | 实行者职称 | 办公室人员 |
|---|---|---|---|---|---|
| | | | | 任务的题目 | 入园体检活动标准操作程序 |

需要使用的工具

效益/质量标准

| 序号 | 程序 | 时长 | 图文示例 | 要求 | 行政 | 医生 | 助手 | 前台 | 目的 | 话术 |
|---|---|---|---|---|---|---|---|---|---|---|
| 4 | 入园体检 | | | 听从活动负责人安排，按照活动的流程顺利完成体检任务 | ①入园与园长做好交接 ②到达指定体检地点向小朋友、班级老师作好自我介绍 ③准备设备为小朋友体检 ④教授刷牙技巧，进行牙齿护理科普 ⑤赠送小礼物 ⑥拍摄体检活动场景照片 ⑦体检结束、合影留念 ⑧确认物品完整后，与园长交接后离开 | | | | 确保活动正常顺利进行，进行宣传和教育 | |
| 5 | 制作体检报告 | 3天 | | | ①整理体检报告 ②打印体检报告 ③提交给医生确认报告内容 ④分装体检报告（加上涂氟券、宣传画册） ⑤利园方联系，送出体检报告 | 根据小孩情况勾选体检报告内容 | 根据小孩情况勾选体检报告内容 | | | |

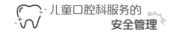
把流程精细化并严格落实到每个人，深入执行，就能够帮助每一个助手尽快清楚地记住每一位医生的所有操作细节。通过集体讨论，把所有治疗流程标准化，选择最合适的方式达到流程统一，按照标准流程工作，这样大家配合起来就会更容易，也不会因为医生的某些个人习惯操作使配合变得复杂。简单的事情重复做，重复的事情认真做，大家自然而然就会形成习惯，诊疗过程就变得更轻松、更高效。

俗话说得好，光说不练假把式。在实现流程标准化后，大家还需要通过模拟演练，真正进入"角色"，落实流程并检查流程的正确与否。只有经常进行演练，才能够实现高质量、高效率的配合。小朋友通常缺乏耐心、容易烦躁，因此诊疗过程中分秒必争，助手们必须清楚流程，提前做好下一步操作规划，帮助医生快速完成临床操作。不仅模拟演练非常重要，还需要诊所人员不断发现问题并改进完善。

## 2. 病历的书写和录入

病历是医务人员对诊断结果和治疗方案必不可少的记录，也是解决医疗纠纷、判定法律责任的关键依据。所以，书写病历是一项十分重要的工作。治疗完成后，医生还应检查病历书写是否完整、规范，前后逻辑是否合理、顺畅。现在医患关系紧张，如果病历不规范，前后诊断、治疗不一致，很容易出现问题。

病历通常分为纸质版和电子版。可以让初级、中级助手手写病历以熟悉病症和诊疗过程，再由主治医生进行修改审核并签字，最后转录为电子病历。电子病历打印后整理到病案室统一管理。助手和医龄较短的医生通过不断录入和手写病历，充分发扬不懂就问的精神，日积月累，可以掌握更多临床基础知识。

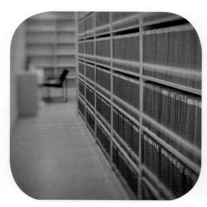
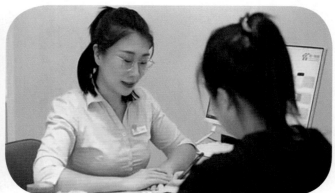

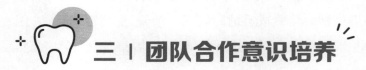

# 三 | 团队合作意识培养

## ——"累计感谢"机制，成为同事眼中的"光明使者"

诊所是一个大家庭，员工多了就难免发生矛盾，我们的企业文化中有两点是大家熟记于心的：一是吃亏是福；二是出现任何问题，先从自身找原因。诊所需要大家的团结协作，团队的发展需要每个人的努力和付出，人人都应做好自己的本职工作，保持谦虚学习的心态，不断提升自我价值，这样每个人都能在自己的岗位上发光发热，为诊所的发展贡献自己的力量。

在诊所中工作，需要更加注重细节，如果不注重细节，就容易导致工作效率低下、工作失误频出，进而引起顾客不满。相信在不少诊所中，都会存在这些问题：某个口腔器械不见了，半天都找不到，知情者却无动于衷；物料柜子乱了，"肇事者"和使用者都没有及时整理，反而越用越乱；员工发现诊所设备没关，却视而不见，只顾自己下班；发现同事的操作有问题，却不闻、不问、不报，导致严重后果；遇到问题相互推诿，相互责怪，永远觉得自身没有问题……如果一个团队的成员都是这样，那么只会拖住整体前进的步伐，团队也不能称为团队。

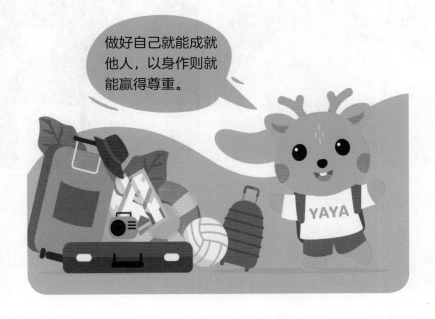

做好自己就能成就他人，以身作则就能赢得尊重。

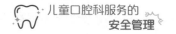 
团队意识不是依赖他人，而是主动协助他人、减少团队内耗，始终把团队利益摆在首位。只有培养团队共进精神，培养成员的归属感、荣誉感、责任感，才能取得"1+1＞2"的效果。为此，门诊通过"累计感谢"机制，培养出一个个"光明使者"。

## 1. 感谢风云榜

设立"累计感谢"机制和感谢风云榜的目的，就是倡导互帮互助，相互感谢。对单人单月累计被感谢次数最高者，可给予适当奖励。被他人帮助后，我们要懂得常怀感恩之心，而助人为乐的行为被广而告之并得到大家认可，能够弘扬正能量并正面影响整个团队氛围。"累计感谢"机制能帮助职员养成在工作生活中主动助人的好习惯。久而久之，能够使得诊所形成和睦的工作氛围：同事和平相处，懂得感恩、分享，亲切和善，学会谦虚，正视自身不足，自然而然地形成良好的团队氛围与合作意识，配合起来也更加默契。

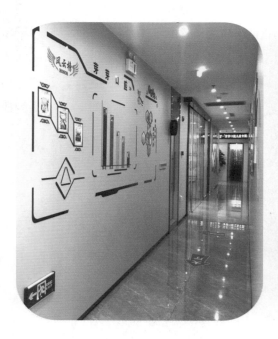 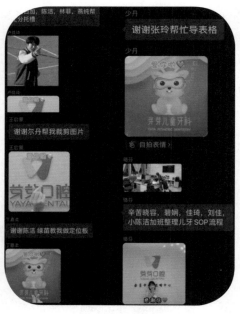

## 2. 个人模范之星
——让家长和孩子用票数"说话"

诊所管理者大多想知道诊所的医护人员面对孩子们和家长时的表现如何？形象怎样？是否让他们满意？为了提升孩子和医护人员的亲密度，诊所设立了"最佳医护"小红花投票榜。每个小朋友治疗完牙齿，可以根据自己的体验给陪伴自己的助手姐姐和医生送上一朵小红花。诊所每个月会对小朋友好感度最高的医护人员进行嘉奖，鼓励诊所的医护人员更亲切地与孩子沟通，通过这样的形式提高孩子就诊的趣味性和参与感，同时可以让孩子学会感恩和懂得礼貌，这也是每一位家长喜闻乐见的。

通过积分奖励激励政策，让每一位医护人员都参与进来，更加主动地与家长沟通，快速亲近孩子及家长，给他们留下良好的印象。

前来就诊的孩子和家长，在助手的引导下通过游戏闯关寻找"爱心棒"。医护人员先和孩子愉快沟通，用孩子喜欢的动物名字来介绍自己。孩子在诊所里看牙时，收获了快乐，依从性更好，能够积极配合并主动要求复诊，把复诊当成开心的游玩体验。医护人员也收获了自己的"小粉丝"。如果孩子家长对诊所或医护人员不喜欢或有意见，我们也能及时了解并进行处理。

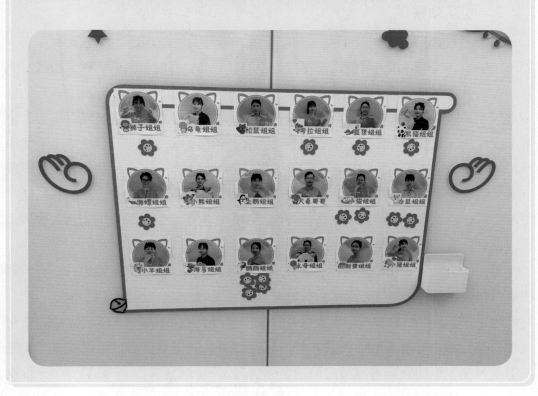

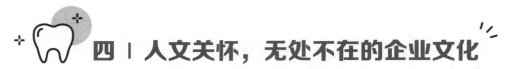
# 四 | 人文关怀，无处不在的企业文化
## ——让团队成员每天有回"家"的感觉

为了让大家感受到诊所对员工的尊重和信任，让员工对诊所有强烈的认同感、归属感，诊所一直倡导"以人为本"的核心理念，用心对待孩子和家长，也用心对待团队的每一个成员。无论是场景布置、设备配置还是人文关怀，诊所始终努力为员工营造暖心的工作氛围，尽可能满足每位团队成员的需要、习惯，让员工有一种"家"的感觉，引导他们积极向上地愉快工作，并让这种工作氛围不断持续下去。

## 1. 团队就餐区

诊所不仅帮助每一个员工完善其职业生涯，还关注他们的生活方式和需求。以前在午饭、晚饭时段，有的员工尽管已经叫好外卖，有时也会因忙碌无法按时就餐；有的外出就餐，遇上就餐高峰时段，吃饭的时间甚至要2个小时以上；有的自带盒饭，又面临保鲜和加热的问题。诊所内不允许随处吃饭，但有时候员工会在待客区或候诊区就餐，就餐后将饭盒和剩菜丢弃到角落的垃圾桶里，就会产生遗留油渍污渍、食物残渣等卫生问题，影响待客区和候诊区的环境。诊所的环境卫生问题直接关系着大家的身体健康。为了解决环境卫生问题，同时避免大家因就餐问题产生不良情绪，诊所专门设立了团队就餐区，不但解决了员工就餐难的问题，也解决了因用餐导致的环境卫生问题。

员工团队就餐区环境舒适、设备齐全，不仅满足了团队的就餐需求，还有效解决了用餐难的问题。同时，团队就餐时可以边吃饭边沟通，增进友谊、放松心情，有效地提升了员工的幸福感。大家在就餐过程中严格遵守就餐区的就餐守则，文明就餐，共同维护好就餐区的公共环境，保持就餐区的干净整洁，不仅养成了良好的卫生习惯，也增强了与成员之间的情感交流，平时上班时大家忙于工作，很难有机会坐下闲话家常。吃饭时大家可以一起畅聊，还可以分享各自带来的餐点："来尝尝我的青菜！""吃口我做的鸡肉，味道不错哟！"在欢声笑语中增强了团队凝聚力。

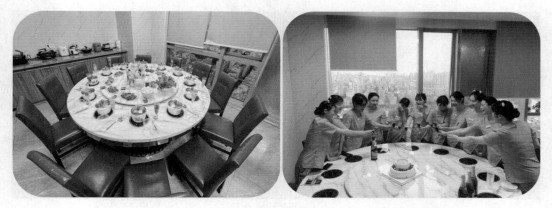

员工团队就餐区

## 2. 团队更衣室

　　设置男女员工各自的更衣室，既保护了员工的个人隐私，也解决了更换工服后衣服、背包等私人用品的存放问题，避免了使用卫生间进行更衣存在的排队等待时间长、私人物品乱塞乱放、环境不整洁等问题。芽芽口腔诊所在衣柜的设置上采用了以挂衣为主、抽屉为辅、最下层摆放鞋子的设计，区别于传统柜子，实用性更强，空间有效利用率更高。我们还在柜门内侧安装了全身镜，方便检查、整理仪容仪表。诊所充分考虑成员更衣的需要，让每一位员工都能快捷、舒适地更衣，以"最美的姿态"开始一天的工作。

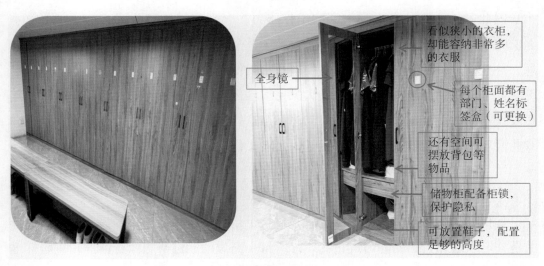

看似狭小的衣柜，却能容纳非常多的衣服

全身镜

每个柜面都有部门、姓名标签盒（可更换）

还有空间可摆放背包等物品

储物柜配备柜锁，保护隐私

可放置鞋子，配置足够的高度

更衣室及内设

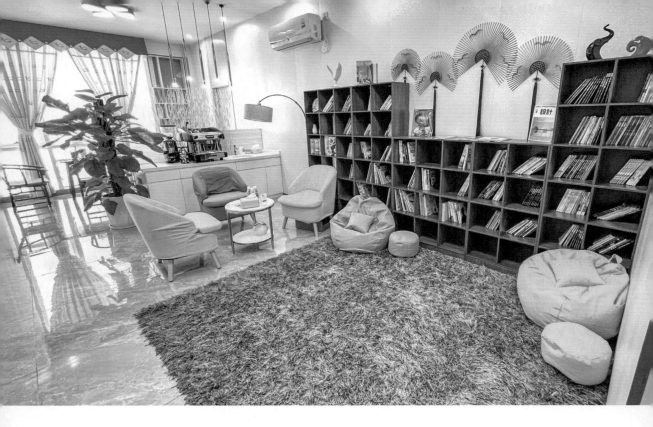

### 3. 休息区/书屋

儿童口腔科有别于成人牙科，医护人员经常需要面对心系孩子、紧张焦急的家长和抗拒看牙、哭闹不断的孩子。同时，儿童口腔科门诊高强度、高压力的工作，经常让医生和助手疲惫不堪，特别是遇上周末或节假日顾客扎堆预约就诊的情况，医护人员连轴转，工作结束后大家都筋疲力尽。

因此，诊所充分考虑到大家的工作压力，合理安排休息区域，特意将更衣室上层的阁楼腾出，并配备防寒地垫，改造为休息区，让大家在用餐之后可以充分休息，补充精力，以饱满的精神状态处理日常工作。

此外，我们还设立了书屋，让大家可以在闲暇时间阅读专业书籍，了解不同年龄段孩子的特点，或者了解最新时尚动态。这样既能帮助员工提升自身人文修养和专业素质，又能使其放松心情，更好地投入工作。

### 4. 合理的薪资机制

如何公正合理地分配员工薪资，是每一个用人单位都要面对的难题。诊所倡导的是薪资永远和员工的能力成正比。诊所每个岗位的薪资待遇执行标准和进阶标准都非常清晰。诊所更关注的是每一位员工的成长，提倡学到的就是自己的财富，不管以后在哪里发展，学到的技能都是自己的资本。要想获得更高的薪资，自己的能力就要与之相匹配，这也意味着需要付出更多的努力。

　　因此，诊所鼓励每一位员工勇于挑战高薪，定下有挑战性的工作目标和计划，让每一位成员都有努力学习、追求进步的方向和动力。当然，假如有人违反工作制度，也要公平、公正、公开地进行处罚。前文提到诊所设有奖励机制，那么相应地设有失误累计机制。诊所会统计每位员工违反日常行为规范的累计失误次数，达到预先设定的次数时，员工所属的整个部门就要为此接受惩罚，比如整个部门承担一周的公共区域卫生清洁任务等。在这样的举措下，各个部门的成员都会养成责任感和集体精神，他们会提醒、鼓励和鞭策同事们一起做好诊所的日常工作。除了做好自身的工作以外，也要懂得与整个团队一起承担、一起解决、一起改进、一起进步。这样的处理方式与个人惩罚、扣减工资相比，更容易被团队成员尤其是年轻的团队成员接受，更容易营造团结奋进的团队氛围。

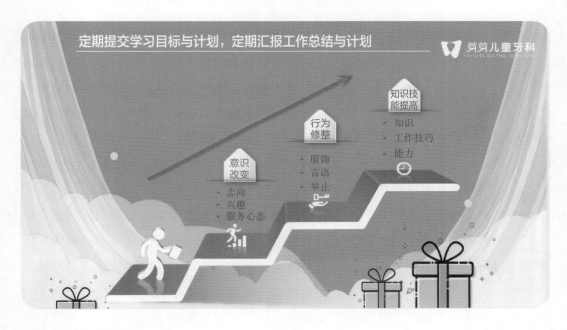

### 5. 吸烟区

　　牙科诊所属于公共场所，顾客中难免存在有吸烟习惯的人。不少有吸烟习惯的家长如果在候诊时"烟瘾"犯了，很难控制自己不吸烟。当他们想吸烟又看到诊所里标识的"空气清新，有您的奉献"此类温馨提示时，又会感到不好意思。

　　虽然我们倡导少吸烟、不吸烟，特别是在儿童口腔科诊所，因为二手烟对孩子的危害更大。部分人"烟瘾"一上来，有时很难控制，就偷偷躲在角落或者厕所里

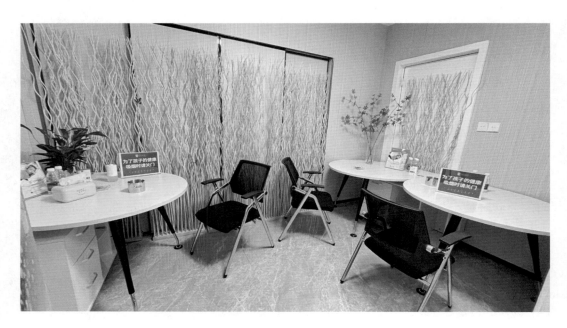

吸烟，这对其他顾客和孩子们的健康都会造成危害。因此，诊所充分考虑到这部分顾客的需要，专门设置了吸烟区，并配备排气设备、空气净化设备，帮助排烟和净化空气。吸烟区设置在远离候诊区和诊室的地方，顾客仅能在此区域内吸烟，而其他禁烟区域均有明显标识。这样一来，既照顾到部分有吸烟习惯的家长的需求，又避免了吸烟对其他顾客的影响。

### 6. 每周固定的体育锻炼

诊所时刻关注着团队成员的身体健康状况。通过沟通和调查发现，团队成员们上班时长时间工作和培训学习，下班后还要钻研业务和出急诊，休息时间很少；休闲娱乐以玩手机和电脑居多，很少逛街散步，基本无运动。长此以往，员工身体抵抗力差，患上各种疾病的团队成员逐渐增多，出现了"老年病"年轻化的态势。长期久坐、不良姿势和低头作业的职业需要令不少同事都出现了颈椎病、腰椎间盘突出、超重等问题。

口腔科门诊工作不仅需要脑力，更需要体力。没有良好的身体素质，将难以胜任工作，甚至会对员工的身心健康产生不良影响。因此，我们提出了"全员健身计划"——每周进行两次适量的体育锻炼。我们积极响应国家"健康中国"的号召，以增强全员体质、提高全员健康水平为目标，普及健身知识，弘扬健康理念，通过体育锻炼提高个人的团队协作能力。为此，我们特别预定运动场馆，每周固定打

2次羽毛球，让大家"动起来"。大家在挥汗如雨、畅快淋漓、开怀大笑的运动过程中增进了友谊。此外，我们还安排友谊赛，设定奖励机制鼓励大家运动。一段时间后，大家逐渐改掉了不良生活习惯，形成了"爱运动、常运动、善运动"的健康生活方式，营造了人人"重规则、讲诚信、争贡献、乐分享"的良好氛围。

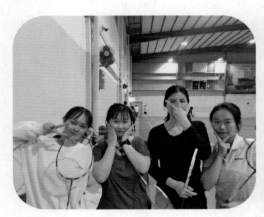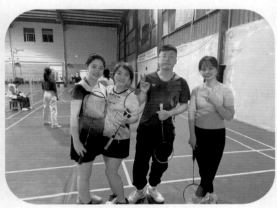

诊所工作人员在羽毛球馆

## 7. 团队的心理卫生
### ——巧用"巴林特"的理论实践

"今天工作太多了""其他诊所工资好像比我们高""他/她做事情特别拖拉，还说是我动作慢""领导怎么这么不公平""难缠的孩子怎么老是分给我""这个同事总是偷懒，遇事推诿""好像是他偷拿了我的东西，明明是他错了，反倒怪起我来了"……类似这样的闲言碎语、吐槽抱怨、负能量传播，是任何职场中都会出现的。怨天尤人、消极怠惰、以讹传讹、拉帮结派、孤立同事等负能量行为的扩散蔓延，容易造成同事之间的误解和矛盾，不利于团结，影响工作氛围和工作效率，甚至导致员工集体辞职等严重后果。

抱怨是团队中最易于传播、辐射速度最快、传播面最广、杀伤力极强的"毒药"，潜在危害巨大，诊所团队成员受影响时容易出现不良心理反应。诊所工作人员每天都要面对高压的运营、繁杂的诊疗工作、诊疗时不配合的孩子、各种紧张抱怨的家长、人际关系微妙等，而现今行业竞争激烈，团队成员每分每秒都在"战斗"。如果大家长时间处在负能量环境中，稍有不慎，便会造成严重的后果。因此，在运营整个团队时，无论是哪个部门、哪个岗位，都非常重视团队成员的心理健康问题。经历过大大小小的波澜，我们意识到，必须营造出良好的工作环境，才能尽量消除负能量传播对员工造成的不良影响，不轻易否定、放弃团队中的任何一个人。因此，诊所团队通过不断学习探索、借鉴实践、总结反馈，终于找到了独具特色、适合自身的新模式——"巴林特小组"模式。

"巴林特小组"模式是1950年由迈克·巴林特和恩尼特·埃希霍茨共同创立的用于培训的研究讨论小组。它最初被应用于19世纪英国塔维斯托尼医院，是为家庭医生设立的研究小组，一直遵循着关注医患之间意识和潜意识的交流原则。小组提供给医生的一些精神分析概念是：探索医患关系中移情和反移情的相互作用，探索自由联想、投射认同、动力性框架及其容纳的作用。通过解析"巴林特小组"的理论和实践应用，取其中适合芽芽口腔的部分模式应用于整个团队的运营。

"巴林特小组"模式，并不追求问题的解决方案，它只需要通过场景还原、成员角色模拟，尽量把整个事件完整还原出来即可。小组其他成员的任务，就是为案例提供者工作。成员一边投入整个事件关系中，一边留意自己融入角色中的感受。采用"巴林特小组"模式的目的，不是改变其他人的行为方式，而是改变自己的看待事情的角度、态度。我们所倡导的是从场景还原开始，案例提供者就让自己以第三者的角度，在讨论时聆听、审视"自己"的言行举止。每个"巴林特小组"成员，都是诊所中不同岗位的人。在这种情况下，案例提供者能在这一过程中对自身或他人的问题有新的思考、反思。假如小组成员只来自一个部门或领域，则容易出现盲点，即对某些事情视作理所当然，从而失去看待事物的客观性。

"巴林特小组"模式能够让当事人看清事物背后隐藏的问题，促使其思考、理解、反思自己的言行举止，最终从中获益。因此，在芽芽口腔的日常运营中，假如同事在日常相处和工作配合中有不理解、不满意的地方，就通过"巴林特小组"模式展现出来，让大家"没有秘密"，及时消除误会、误解，纠正错话、错事，消除不满，防止以讹传讹，让被抑制、隐藏的情绪和想法以新的视觉方式变得可见可及。这让当事人豁然开朗，迅速走出不沟通的死胡同。

在临床上，"巴林特小组"模式也一直充当医患关系的润滑剂。在日常诊疗中，我们会遇到各种各样的顾客，团队每次遇到医患问题时，都会在第一时间适宜地进行处理。通过"巴林特小组"模式的分析，医护人员能够以旁观者的角度在场景事件重现时重新审视自己。当他"变成"孩子、家长、工作人员和其他在场人员时，才知道面对这样的情况该怎么想、怎么做，才能做到医患共情。

无论是在职场上还是在医患关系上，"巴林特小组"模式对诊所帮助巨大。它不仅能够使整个团队保持健康积极向上的情绪，及时化解和消除负面情绪，还能避免职场关系、医患关系因沟通不畅而紧张。"巴林特小组"模式的运用,不但解决了门诊团队中的"心理危机"及职场压力问题,还有助于职员提升自我认知能力,减少他们在困境中的孤独感和羞愧感,促使团队成员相互支持、相互帮助。最终,这也成为我们诊所文化的重要组成部分——凡事做到公平、公正、公开,大家在充满爱的大家庭里一起成长、一起进步!

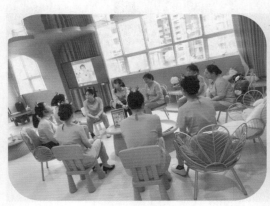 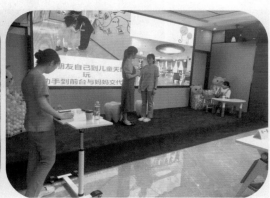

## 8. 团队活动建设
——通过团队活动增强团队凝聚力

儿童口腔科医生和助手大多是年轻人,虽然"巴林特小组"模式可以化解部分矛盾危机,但还是需要给大家营造一个健康向上的团队氛围。要做到这样,光靠严肃的小组会议是不够的,还需要经常组织团队到户外参加拓展活动,让这群年轻人通过集体活动找到与彼此沟通的方式,发现各自的优点,相互理解对方的不足,共同成长。大家离开"枯燥"的工作环境,通过"接地气"的生活方式在让人感到愉悦的环境中去重新认识彼此,在玩乐中,大家不需要讨论工作,只需要放松娱乐,完成各项团队游戏任务,通过这样的方式,让团队拧成一股绳、劲往一处使。团队建设活动能让大家更清晰地理解团结的重要性。

成就团队辉煌,助我人生成长。培养出好的团队,才是一切优质、安全服务的基础。一支优秀的团队,可以塑造出优秀的团队文化;优秀的团队文化,可以培养出优秀的人。团队有奉献、有爱、有付出,就会带来凝聚力,带来战斗力,带来成功。

最好的工作、生活方式,是和一群志同道合的人,一起奔跑在理想的路上,回头有一路值得回味的故事,低头有坚定的脚印,抬头有如诗的远方。收集忙里偷闲的活动碎片，每次团建都是欢声笑语。阳光正暖，不负时光，一路向前，每一次的团建拓展训练，让大家体会到团队的温暖，收获众多惊喜。在团建中学习调整自己，相信队友，互相鼓励，不断尝试，统一步伐才能够成功。大家

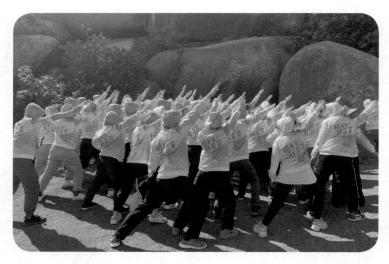

在团队活动中积极配合、相互协调，不断去研究、摸索，直到目标达成、合作共赢，成就他人也是成就自己。集体的力量才是最伟大的力量，团结协作，融入团队，与大家拧成一股绳，虽疲惫也开心，遇困境更勇敢。只有团结才有强大的能量，人心凝聚才有真正的团队！

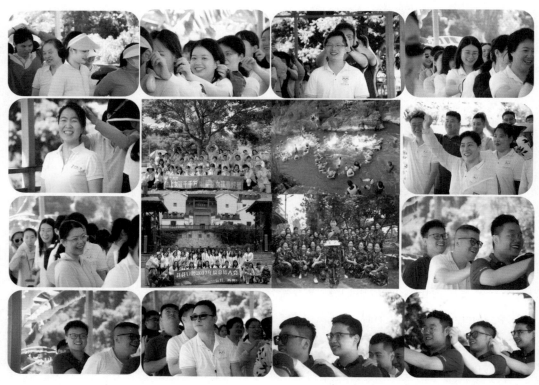

培养出好的团队，是一切优质、安全服务的基础

### 9. 专属生日会/节日福利

为了增强团队凝聚力，体现人性化管理的关怀，使大家真正地融入团体大家庭当中，保持更好的工作状态，与团队共同成长和发展，推进企业文化建设，丰富企业文化内涵，除了组织日常的团队建设活动外，诊所这些年来也一直坚持开设职员专属生日会，每个月都会举办一场当月生日小伙伴的专属生日会。此外，诊所也会在每一个重要的节日给团队成员送上节日福利。

通过这些活动，诊所希望在朝夕相伴的时光里能让团队感受到温暖和关爱，不忘初心，感恩生活，学会感谢每个阶段不同的自己，携手拥抱美好明天。

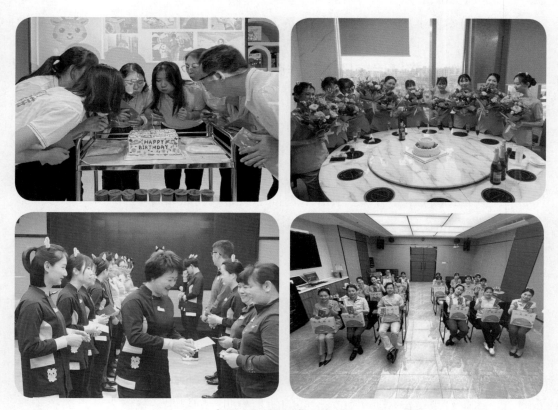

专属生日会和节日福利

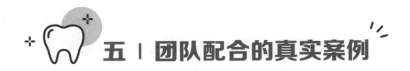

# 五 | 团队配合的真实案例

低龄儿童和特殊儿童出现蛀牙是所有人最不愿意看到的、最让人心疼的。因为无法用行为引导帮助孩子解决牙齿问题，治疗过程中只能借助辅助设备固定孩子的身体，防止治疗过程中孩子因自己的抵抗动作受到伤害，影响治疗效果。束缚治疗做好，靠的是团队的默契和清晰的流程。

下面通过案例讲述诊所中每个角色负责的事项和心理活动。

## 1. 案例一：束缚治疗四手操作篇

今天是保护固定日，刚刚好像听到有人在叫我。没错，是在叫我到8号诊室。今天这个小朋友不知道力气会不会很大。听说她只有4岁，希望她不要哭喊太长时间。每次看到他们哭得声嘶力竭，我真的很不忍心。但是他们牙齿被蛀得比较严重，如果不处理，就没有办法正常吃东西。我们只能在处理的时候，尽量哄哄他们，尽量让他们放轻松，不要哭闹太长时间，然后顺利完成治疗。

小朋友还没有进来。我先提前确定一下辅助治疗的各项同意书是否已经签好，查看前台有没有把孩子的尿不湿和衣服拿进来，再准备其他物品。为了这些小朋友，我们必须分秒必争，面面俱到。

每次医生和助手在忙碌的时候，我都觉得特别紧张，像这样需要固定的治疗千万不能出现开始后才发现少了物品的情况，因此我要把能准备的东西都提前准备好。要尽量避免因为物品短缺而拖慢治疗进度。以前出现过一次这种情况，医生当时严厉地看着我，让我心里直打鼓。从那以后，治疗前的物品准备我都会再三检查。每一次配合束缚治疗，最让人担心的就是小朋友的口水，稍微大一点的孩子一不注意就容易被呛到，更何况是还不能流利表达想法的幼童了。所以，治疗过程必须小心谨慎，一旦听到喉咙有声音，我们就要检查孩子喉中是不是有痰。我们每天都在讨论，怎么避免孩子出现这些情况。

最后一遍检查结束，物品没问题，束缚板也已经准备好了，可以带小朋友进来了。希望今天这个小朋友能够配合治疗。我播放了儿歌，这个小朋友只有4岁，那给她听《宝×巴士》吧。需要把声音调高一点，否则，待会小朋友哭起来，根本听不到音乐声。

未见其人，先闻其声。小朋友还没进来，响亮的哭声就已经传到诊室了。前台姐姐带小朋友走进来，我赶紧上前哄小朋友："让姐姐看一下。哇，你今天穿的小裙子好漂亮，好可爱啊。让姐姐抱一抱好不好？姐姐来给你穿一条小裤子，然后呢，再盖一块小毯子。空调有点冷，我们盖一块小毯子就不会着凉了，好不好？"

小朋友可能心里很害怕，还是一直挣扎，一直哭，根本没听我在说什么。必须当机立断了！继续再沟通下去，她也只会哭得更久，也让人更加心疼。我快速地给她换好纸尿裤，用她自己带过来的小毛巾，把她给包起来。

小朋友胡乱抓东西，把我的胸牌都给抓掉了。我提醒自己一定要看好她的小手。她的小手一直在不停地乱动，千万不要扭伤或撞到什么硬物。每一次我都十分担心这些小朋友的小手、小脚扭到。但无奈孩子还小，根本不懂。他们会一直挣扎，一直乱动。

我忍不住和她说："听姐姐说，我们不动，我们的小牙齿很快就会变得很漂亮了。等一会儿，姐姐就来把小毛巾打开，好不好？"

小朋友还是在扭动，可能裹着毛巾太不舒服了。但是如果不把她固定住，很难进行治疗。我只能适当调整一下，尽可能让她感到舒服。我安慰她："姐姐知道了，你不喜欢这个感觉对不对？姐姐知道你想让我打开毛巾。那么你现在不哭，也不要动，我们把牙齿弄得漂漂亮亮的，很快就可以起来了，好不好？"

我很努力地想要让她知道，只要她别挣扎，我们很快就好了，但依旧是徒劳。那就只能直接处理了。要挡住她的小舌头，让它不要动来动去，每次吸水的时候，都很担心舌底，要特别注意不能吸到小朋友的舌腹，否则会导致充血，会有痛感，而且孩子口腔黏膜比较脆弱，操作时一不留神，就很容易划破。她的小舌头一直动来动去，我尽可能小心地挡住它，担心医生清洗治疗时不小心划伤了孩子。

小朋友的喉咙有声音了，我赶紧问道："喉咙有水，对不对？"这时，医生快速地把孩子的头转到了左边，动作干脆利落，快速用吸管把口腔里的水吸干净。

旁边的八手姐姐一直在和她说话，但是小朋友还是一直在哭。医生的动作很快，我都快要跟不上她的节奏了。助手姐姐把东西传过来的时候，我甚至都无法看清楚。我既要看护好她的舌头，又要注意不要让她的口水流出来，简直分身乏术，真希望自己有三头六臂。我还需要一直保持这个姿势，直到处理结束才能放松。治疗进行一半，我就感觉到脖子酸，但必须坚持下去。大家这么辛苦地配合，可不能

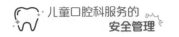

在我这一环掉链子!

过了一会儿，小朋友终于不怎么哭了。真是太好了，刚刚耳朵里一直都是小朋友的哭声，我都听不见大家在说什么。在做束缚的时候，我们没有办法交流，只能隐约听见八手姐姐在和孩子说一些她们两个之间的话题，看来孩子的注意力终于被转移到聊天上面了。

孩子好像被八手姐姐的歌声吸引了，原来她喜欢姐姐给她唱歌。孩子不哭了，医生操作的速度也更快了。这是因为孩子哭的时候，我们需要额外关注喉咙，及时阻止口水倒灌呛咳。我们术前也跟家长反复强调过，做保护性固定前4个小时不能吃东西。万一孩子呕吐，出现误吸，那就非常危险了。

终于搞定了。我的腰已经直不起来了，八手姐姐的喉咙也快发不出声音了，医生的颈椎病肯定又要犯了。每次保护性固定，就像是打一场硬仗。助手姐姐传递物品的位置必须非常精准，速度也必须快。

治疗结束，小朋友的情绪就由八手姐姐来安抚了。而我则需要开单，把小朋友今天的治疗项目写清楚，跟前台交接工作，以便前台跟踪回访和预约下一次的时间。希望这个小朋友下一次不需要保护性固定了，3个月后我们就可以开始定期清洁涂氟了。

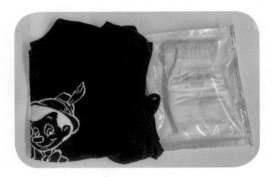

束缚治疗前为孩子准备的衬衫和纸尿裤

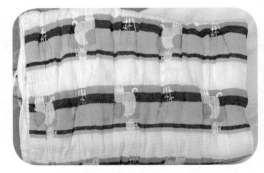

孩子自己的毛巾

## 2. 案例二：束缚治疗六手操作篇

耳机传来让我到8号诊室的呼叫。这一次是要做保护性固定，我作为六手需要赶快准备东西。我先大概了解了一下这个小朋友的基本情况：她全口都是蛀牙，比较严重。看来这次处理需要花费很长时间。接着我再查看医生的治疗计划，确定要补牙还要做治疗。我需要尽快先把治疗可能要用到的物品准备好。希望这个小朋友能好好配合我们做治疗。

我们最怕的就是孩子一直哭闹。声音大倒是其次，关键是孩子可能会因为哭闹而被口水呛到。每次和这些孩子聊天，他们都听不进去。对孩子来说，他只是想我们快点松开他，好让他逃离这个地方。其实，我觉得孩子哭闹，并不仅仅是因为牙齿不舒服，更可能是因为他们对陌生人、陌生环境和未知事物感到紧张、害怕。我特别能够理解这些孩子，但是也会因此感到深深的无力！

虽然八手姐姐一直在和小朋友沟通，可是我总是忍不住要插一句："我们快好了，宝宝，我们快好了，不要哭了好吗？乖乖地再配合一下。"

每次我说话的时候，八手姐姐都会眼神示意我不要说。虽然我自己也很清楚，她说话的时候，我不应该再说话，否则我们的声音夹杂在一起，反而导致孩子听不清。而且大家同时说话的时候，孩子也不知道听谁的好。虽然我心里很清楚应该做什么不应该做什么，但是看着孩子哭得撕心裂肺，总是会很心疼，控制不住自己，忍不住想安慰几句。这一次我一定要控制住自己。

还是赶快把物品都准备好吧，希望操作的时候，我能够快速地把物品传递过去，不要因为自己影响医生的进度。我的准备桌上有序地摆满了需要用到的物品，根管的放到一边，补牙的放到另一边，还要准备一份凡士林。治疗结束后要给小朋友擦一下小嘴唇，不然处理过程太长，她哭得又很大声，嘴唇可能会因为太干而裂开。

这次还要做前牙美容冠修复，我就把前牙美容冠放在一边，剪刀放在另一边。现在所有东西都准备齐全了，小朋友好像还没有过来，我就帮其他人把汗巾也准备好。吹风机已经准备好了，把汗巾放在这里，每一次束缚治疗过后，小朋友们都是满身大汗，他们一定很难受，我看着都不忍心。但是没办法，牙齿问题不处理，只会越拖越糟糕。看到这些小孩子要忍受那么多治疗牙病的痛苦，我一定要告诉我的小侄子，要好好刷牙。

如果出现蛀牙，孩子又因年龄太小不能配合的话，就只能采取保护性固定的方式，不然牙齿越蛀越严重，影响进食，会更痛苦。还要把内窥镜准备好，等一下要拍照，如果家长需要，也好发给家长让其了解具体情况。

这时，我已经隐隐约约听见了孩子的哭声，看来小朋友已经到了。孩子还没到诊室就已经哭得这么大声了，我赶紧走过去。"来来来，我们不哭。"我试图安慰号啕大哭的小朋友。

不过，我的话还没说完，四手姐姐已经开始和小朋友说话了。她抱住了小朋友，我在旁边帮忙。小朋友躺在牙椅上后，还是很大声地哭，好在有八手姐姐一直在安慰着。我就负责认真地看医生操作，准备好物品，随时传递给医生。诊室里有太多声音，哭声、说话声和音乐声交杂在一起，十分嘈杂，以至于我几乎听不见医生说要什么。但是经过多年的磨合，我们几个人已经非常默契，有时候不需要说话，也能知道对方想做什么。我只要看医生做到哪个步骤，就知道他下一步需要什么。

我需要一直保持同一个姿势，还要越过助手把各种工具物品尽可能精准地递到医生的手上，这样医生才能更快接到并使用物品。看来我要去上一下瑜伽课，拉伸一下自己的韧带，否则腰部柔韧性这么差，工作过程中就腰膝酸软、疼痛无力，实在太影响工作了。

现在已经过了10min，再过10min，就必须告知前台现在孩子的状况和牙齿的处理进程了。孩子家长看不到里面的情况，通常会非常担心。所以我们通常会每隔一段时间就向在外面等候的家长说明孩子的情况，以免他们过于焦虑和担心。不过我还是到15min的时候，再和前台说一下小朋友的情况吧。

医生已经用到了冲洗液，冲洗完，我已经提前递上吸潮纸尖。诊室里的声音嘈杂，有时根本没有办法听到对方在说什么。幸好之前我们处理过很多这样的病例，配合相当默契，工作效率很高。

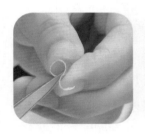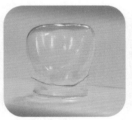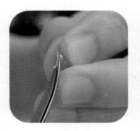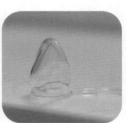

医生操作速度很快，又开始处理下一颗牙齿了。我赶紧传递东西。可能是时间太长，小朋友又开始害怕，哇哇大哭起来。我想帮忙安慰一下，可是想到每一次会议总结时，八手姐姐都建议四手、六手不要说话，否则可能会好心办坏事。于是我赶紧合嘴不语，全神贯注地看医生操作，做好器械用具传递工作。

时间过得很快，又一个15min过去了，我又得再次向前台汇报孩子的情况。现在，小朋友基本不哭了，我特意交代前台好好说明情况和安慰一下孩子的爸爸妈妈，让他们不用担心和着急。爸爸妈妈如果想到小朋友在里面一直哭，一定很心疼。

我们很快处理好了一边的牙齿，另一边也用同样的方法治疗。由于孩子不再哭闹，治疗时间缩短了不少。我们很快就解决了孩子全口的牙齿问题。

终于结束了，小朋友哭得全身是汗，四手姐姐抱着小朋友去吹干头发了。我赶紧打扫战场。这么多的东西，我都要把它们分类归位，让供应室同事拿去清洗消毒，然后继续为下一场战斗做准备。希望小朋友们都乖乖配合家长，好好刷牙，让这种惊心动魄的"硬仗"少点吧。

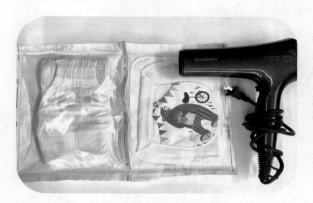

束缚治疗前为孩子备用的纸尿裤、汗巾、吹风机

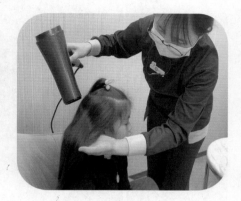

助手姐姐为患者吹干头发

### 3. 案例三：束缚治疗八手操作篇

进行束缚治疗的小朋友到了，那我得快点过去看一下。晨会的时候，听说这个小朋友才4岁就已经满口蛀牙，真让人心疼。并且她已经来过3次了，每一次都没办法配合治疗。

到了诊室里，助手姐姐已经帮我把音乐打开了，妈妈说她喜欢听《宝宝×士》。希望这个小朋友今天的抵抗不要太激烈，每一次做保护性固定，孩子总是在挣扎，我想固定住她的头，让她不要乱动，可是又害怕力气太大让她受伤，于是我们团队经常反复讨论和模拟演练，我已经找到一些诀窍了，之前的模拟演练，搭档们都能被我很好地固定住。我可以坐在凳子上，用扎马步的姿势保持稳定，然后通过胳膊来固定住她的脸，让她的头靠在我的两只胳膊上，最后我只需要用手固定好咬合垫就可以了。这样既不会抓伤她，又可以让她有安全感。

趁着小朋友还没来，我赶紧去喝口水。处理全口的蛀牙至少需要1个小时，这个过程中我要不停地和小朋友说话，安慰她，根本无法走开。放下水壶，我先拿起了病历，了解了小朋友的喜好。原来她喜欢的动画片是《小猪×奇》呀，我陪孩子们看过几百遍了，对这部动画片可以说是了如指掌。一会儿就跟她聊《小猪×奇》吧。

放下手中的病历，我隐隐约约地听见了哭声，应该是小朋友过来了。小朋友的哭声渐渐变大，她肯定很有力气。小朋友哭得很厉害，让人心疼。我赶紧拍拍她的背，轻声说："来，宝宝，给姐姐看一下。哇，你的小裙子好漂亮啊！"

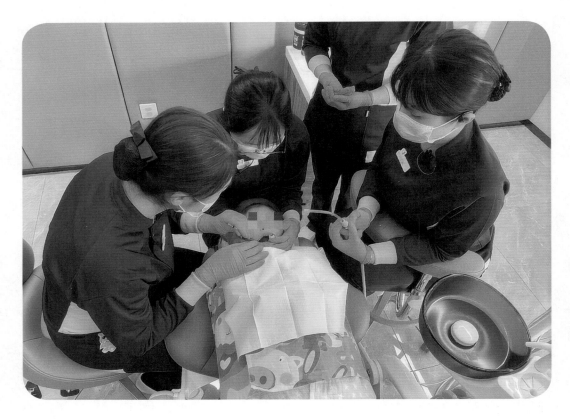

　　我忍不住跟孩子讲了很多话，但是不管谁跟她说话，她都只顾着哭，哭得很委屈，估计在她心里，我们都是"绑架"她的大坏蛋了。因为要固定住她，不让她动，她一定很讨厌我们。姐姐也不想这样做，我也很心疼你，但是也没有办法。

　　治疗要开始了。我跟小朋友说："宝宝，把嘴巴张开好不好？给姐姐看一下，看看嘴巴里是不是有小虫虫啊？姐姐知道，你不喜欢这个小被子，因为小被子很热，对不对？姐姐跟你说，嘴巴张开给姐姐看一下，快点把虫子赶走之后，姐姐就把小被子打开，我们就不要这个小被子了，好不好？"

　　小朋友哭着摇头，我故意提高声音引起她的注意，说："我看见你的嘴巴里有一个黑黑的东西！"

　　小朋友果然立马不哭了，但是嘴巴又紧紧抿着，我马上说："快张开嘴巴，姐姐看一下是什么，帮你抓出来！"

　　小朋友听了我的话，乖乖把嘴巴张开了。我说："对啦，嘴巴张开。"我迅速把咬合垫放入小朋友嘴巴里面。看来"声调反差法"是有用的。"宝贝，姐姐跟你说，我们不哭。你是不是喜欢看《小猪×奇》呀？那你喜欢《小猪×奇》里面的谁呀？"

感觉到嘴里有异物的小朋友又开始哭了，好像完全听不到我的声音，她可能现在情绪还比较激动。等她缓一缓之后，我接着刚才的话题说："佳佳，姐姐和你讲小猪×奇和它的朋友们去野餐的故事，好不好啊？"

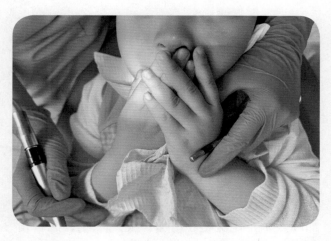

医生要开始操作了，我固定好保护垫，再给小朋友涂上润唇的凡士林，防止她咬到自己的嘴唇。我继续说："姐姐跟你说，小猪×奇和她的朋友去野餐，你喜不喜欢小狗×尼呀？"

还好小朋友终于又安静了一些，我试图让她接着关注动画片的剧情："我继续说《小猪×奇》好不好？我们刚刚说到哪里了？是找彩蛋，对不对？"

这个小朋友还算配合，没有一直咬来咬去。小朋友乱咬时，咬着咬合垫还是小事，如果不小心把颊侧的黏膜咬破了，那就麻烦了。

终于，一边已经处理好了，要换另外一边了："姐姐跟你说，现在小嘴巴张开。姐姐来帮你按摩一下好吗？小嘴巴累了对不对？表现得真棒啊，医生阿姨也在表扬你哟。姐姐知道你难受，不过我们一边已经好了哟，另外一边也很快就好了，我们和刚刚一样好不好？那你现在乖乖地，我让姐姐把小被子打开一点，让我们放松一下，不要那么热好不好？"

小朋友还是不理我，可能这个话题现在对她吸引力不够。我换了一个话题："你是不是想让姐姐把这个小被子打开呀？"

小朋友睁大水汪汪的大眼睛看着我。我说："原来你是不喜欢这个小被子，太热了，对不对？好，姐姐知道了，那我们现在先不哭。听姐姐跟你说，医生阿姨帮你把小虫子抓走，然后我们就可以把小被子打开了，但是现在还不行。因为小被子看到你一直在哭，一直在动，它就会把你抱得紧紧的。如果你不哭了，它就会慢慢地变松了，好不好？"

听了我这番话，小朋友真的不哭了。她还是一个很懂事的小朋友。我继续说："姐姐跟你说，你仔细感受一下，是不是现在小被子没有那么紧啦？因为它听到佳佳不哭啦！佳佳很勇敢，小被子慢慢就自己打开了。对，小嘴巴就这样张大，然后医生阿姨把虫子抓走。被子打开后，我们就可以去外面玩了。我们还可以去扭

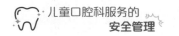
扭蛋、夹娃娃，对，非常棒。你喜欢《小猪×奇》，对不对啊？"

小朋友慢慢有了兴致。显然她还是很喜欢《小猪×奇》的。我说："姐姐跟你讲，现在我们一起看《小猪×奇》动画片，好不好？"

六手姐姐快速帮我打开了《小猪×奇》，长时间一起工作培养出来的默契发挥了重要作用。我说："这一集×奇在干吗呢？你看不到的话，姐姐给你讲好不好？×奇去爷爷家了，然后跟爷爷奶奶一起找她的彩蛋，看看是谁会找到彩蛋呢？"

小朋友的情绪慢慢稳定下来，那我就继续顺着这个话题往下聊吧。但就在这时，小朋友突然又挣扎了一下，吓了我一跳。我一看，原来是医生开始给小朋友加麻药了，她觉得不舒服，受到惊吓，又开始哭了。我立刻安慰她："怎么啦？是不是刚刚有虫子咬到你了呀？这只坏虫子，赶快让医生姐姐把它抓走。"还好我反应迅速，不然咬合垫都要被她弄掉了，真是需要时刻保持专注，一刻都不能走神。

我接着说："这只坏虫子！让姐姐抓走它。咦，怎么啦？是不是感觉小被子刚刚松松的，现在又有点紧了？乖，我们不动啊，现在小被子又松一点点了。因为我们佳佳现在不动，也不哭啦。"

现在小朋友逐渐乖乖配合我们的操作，我也要多鼓励她一下："对啦，非常棒，等一下姐姐继续和你说《小猪×奇》的故事。结束之后，我们就去拿贴纸哦！现在把小嘴巴打开，我们让医生阿姨看看另外一边。"

这个小朋友的情绪波动很大，刚才还很乐意配合，现在又不愿意张开嘴巴了。很多时候如果孩子一直哭闹，我们就会直接换另外一边处理。但我们刚刚看到小朋友是能够配合的，便想让她休息一下，再花点时间引导她配合。我耐心地哄着她："你听姐姐说，你想不想打开小被子，快点去外面玩。想的话就要把嘴巴打开，不然要等好久好久。再让医生阿姨检查一下，给牙齿洗个澡。我们就可以去外面玩了，好吗？"好在她在我的一声声劝说下，终于愿意再次把嘴巴张开了。我快速地把咬合垫放到另外一边，医生继续快速处理另外一边的牙齿问题，动作干净利落，比之前小朋友哭闹挣扎时快了不少。我除了协助医生，还要继续关注小朋友并安抚她的情绪。还好《小猪×奇》的内容已经烂熟于心，我和小朋友之间有很多这样的话题可以聊。但是我的手很累，快要坚持不住了，腰也像要断掉了一样，不过还是要再忍耐、再坚持。相信医生和四手姐姐也一定很累，看着她们完全没有抱怨的样子，操作也还是一如既往的干净利落，我也必须坚持。一旦我这边松懈了，小朋友的嘴巴合上，想要让她再次张嘴可就没那么容易了。我稍微调整了一下自己的姿势，然后又继续跟小朋友聊《小猪×奇》。

紧张而漫长的治疗过程终于在动画片的音乐声中结束了。我一边帮小朋友打开被子，一边用温柔的声音说："我们好了哟，佳佳超棒的哟，小被子可以打开了。"

小朋友又哭又挣扎，弄得满头大汗。我用纸巾轻轻擦掉她脸上的汗水和泪水，然后伸手把她抱起来："来，姐姐抱一抱。哦，佳佳真勇敢。姐姐和你说，我们下一次就不需要这个小被子喽，这个小被子太热了，对不对？我们的衣服都湿了，姐姐先用小被子把你包起来，一会就好了哦。"

我们到了另外一个房间，我一边帮孩子换衣服，一边和她聊天："哇，你的牙齿好漂亮啊，姐姐现在给你换一件漂亮的衣服。来，用这条漂亮的汗巾擦一擦汗，你看这条汗巾可不可爱？上面有一只小兔子哟。"

我用汗巾帮佳佳把汗擦干，她细软的头发湿漉漉地贴在额头上。我说："现在姐姐来把你的头发吹干，然后扎一根漂亮的小辫子。我们等一下去跟妈妈说，我们佳佳今天很勇敢，虽然弄牙齿的时候，因为不舒服哭了一小会儿，但是我们还是坚持把牙虫都赶跑了，现在牙齿变得很漂亮。下一次我们就不需要这个小被子，只需要过来给牙齿拍张照片就好了，好不好啊？你看，头发现在变得好漂亮呀。拿个小镜子给你看一下牙齿漂不漂亮，很漂亮，对不对？"

### · 童言趣语 ·

一个6岁的小男孩在补牙。

宝宝："阿姨阿姨，我和你说……"

医生："宝宝，你要跟阿姨说什么呀？阿姨刚才没听清。"

猜猜孩子怎么回答的？

宝宝："阿姨您都有四只耳朵了，怎么听不清我说什么呀？"（宝宝指了指医生头顶的发夹。）

佳佳看到自己的牙齿变得很漂亮，她也变得很开心。我继续和她说："姐姐跟你说，我们等一下要让爸爸妈妈看宝宝的牙齿有多漂亮。然后啊，爸爸妈妈就会表扬我们佳佳是个勇敢漂亮的小女孩哦，说不定还会奖励你好吃的呢。"

佳佳一听到有好吃的，心情变好了，脸上露出了灿烂的笑容。我说："姐姐刚才跟你说了，等一下要拿《小猪×奇》的贴纸，对不对啊？还要奖励游戏币来扭扭

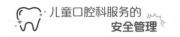
蛋。那现在姐姐带你去见爸爸妈妈，我们跟她们说，我们的牙齿好了，已经变得很漂亮了。然后跟姐姐去拿《小猪×奇》的贴纸，好不好？

我牵着佳佳的手去拿贴纸，我忍不住表扬她："佳佳超级棒！来，姐姐看看你。哎哟，眼睛有点红红的，是因为刚刚太不舒服了，太热了，所以就哭了对吗？我们以后都不哭了，好不好？嗯，没关系的，我们佳佳还是很漂亮的哦。

看着她的眼眶有点红红的，眼睛下面还有一点充血，我们等一下需要和爸爸妈妈解释一下。记得上次有小朋友也是这种情况，我们没有及时和家长讲清楚。孩子回家后，奶奶看到孩子眼睛红红的，还打电话过来责问。现在我们都会提前说清楚，以免造成不必要的误会。

治疗牙齿和给孩子进行心理上的安抚都非常重要。不要让孩子认为每一次来都需要经历这样难受的过程。否则，孩子会非常抗拒接下来的复诊。

我们要反复地强调，我们下一次不需要裹在小被子里，只需要给小牙齿拍张照片。同时我们应该多强调下一次会有怎样愉快的过程，并许诺孩子下一次她会收到什么样的礼物，以及下一次我们要玩什么样的游戏。要让孩子知道，这一次我们只是为了"把虫子赶走"，所以才需要小被子，下一次就不需要了。多进行正向强化引导，努力让孩子忘记不愉快的经历。小朋友见到爸爸妈妈，立即开心地扑进了妈妈怀里。我对着佳佳的妈妈夸奖说："佳佳表现可棒了哦！虽然有点不舒服，但是我们佳佳很勇敢，我们现在都已经把小虫子赶跑了，所以佳佳的小牙齿很漂亮。来，佳佳，把牙齿给爸爸妈妈看一下哦。牙齿变得很漂亮了，对不对？"

其实我们的客服小姐姐，已经在外面和孩子的爸爸妈妈说清楚了孩子的情况。客服小姐姐也告诉他们，见到孩子的时候，尽量用表扬的方式和正向的话语跟孩子交流，千万不要问宝宝刚刚疼不疼？难不难受？会不会不舒服？这样的语言会勾起孩子不愉快的回忆，让孩子产生畏惧情绪。

孩子的爸爸妈妈肯定是把客服姐姐的话记到心里了，他们说话时完美地避开了这些"雷区"。他们说："哇，听姐姐说佳佳今天表现很棒哦，爸爸妈妈真的很骄傲！"看来，这对父母充分理解了这些道理。这样我也放心了，至少不用担心家长以后会用我们来吓孩子。

我接着和小朋友说："佳佳，你和我们前台姐姐去扭扭蛋，我和爸爸妈妈讲一下你的牙虫赶跑后，我们以后要怎么刷牙？好不好？"

佳佳听话地和前台姐姐去扭扭蛋了。我对佳佳父母说："孩子的爸爸妈妈，我来和您说一下小朋友的牙齿情况。"

我详细地给他们交代了注意事项，同时也反复强调，孩子今天回去之后，不要带她出去玩耍，以免发生磕碰，应该让孩子多在家里好好休息。

"因为佳佳的小牙齿蛀得比较多，治疗也就比较多，有一些孩子治疗过后会出现低热的情况，或者有一些不舒服，这些都属于正常现象，要让她多喝水，可以吃一点降火的东西，让孩子安静地休息，如果有任何问题，随时联系我们。有一些小朋友做完保护性固定之后，晚上睡觉时出现惊醒、哭闹的情况，这也是正常的。今晚你们要特别关注一下，要多给孩子鼓励和安抚，可以抱一抱孩子。"

家长连连点头。我接着说："佳佳刚开始哭了一会，眼周有一点红，不要紧，明天就会消退了。另外，后面的牙齿做了治疗，这3天内会有一些胀痛，吃东西会不舒服，所以尽量避免让孩子吃一些硬的东西。如果有很明显的不舒服，就及时和我们联系。佳佳爸爸妈妈也辛苦啦，今天能够这样表扬小朋友，真的非常棒！"

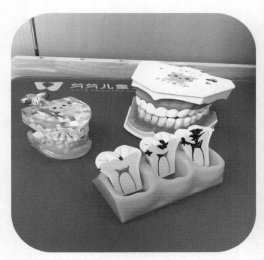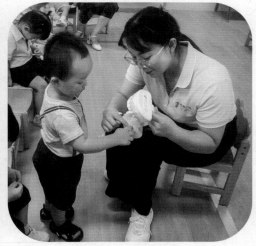

## 4. 团队配合真实案例总结

### "四手"操作

①手术前和家长确认孩子已经空腹4个小时，辅助治疗的各项同意书已经签好，准备好孩子的尿布和衣服，及其他物品如汗巾、电吹风。（注意再三核对，避免因为物品短缺而拖慢治疗进度。）

②治疗中关注孩子喉咙的声音，及时吸引，避免误吸。吸引时要挡住孩子的舌头，避免吸到孩子的舌腹，引起出血。

③准备孩子喜欢的儿歌。

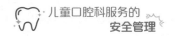

④安抚孩子，快速换好尿布，用大毛巾将孩子包裹起来。（建议用孩子自己的旧毛巾，能增加安全感，同时可避免用新毛巾导致孩子出现过敏、瘙痒的症状。）

⑤束缚过程要温柔而坚定，并且注意调整姿势，避免孩子出现扭伤或者挫伤。

⑥治疗后开单，写清楚治疗项目，与前台交接工作，方便前台跟踪回访。

**"六手"操作**

①操作前查看医生的治疗计划，把治疗时可能要用到的药品和器械准备好。假如还有时间，注意检查其他辅助物品是否齐全。

②准备好内窥镜，及时拍照，方便和家长的后续沟通。

③治疗中注意观察医生的操作，将工具、物品尽可能精准地递到医生的手上。

④每10~15min通过耳机向前台说明孩子情况，避免家长担心和焦虑。由于孩子哭闹，环境嘈杂，治疗时间紧，应注意语言要简洁。

⑤治疗结束后清理现场，进行垃圾分类，为下一次治疗做准备。

**"八手"操作**

①通过胳膊来固定孩子的头，同时用手固定好咬合垫。

②治疗中安抚孩子。

③治疗后帮助孩子换衣服，吹干头发。

④治疗结束对孩子进行正向强化引导，努力让孩子忘记不愉快的经历。特别要强调下一次的经历是愉快的，许诺下一次会得到的礼物和一起要做的游戏。

⑤和家长交代注意事项：如尽量多休息；避免去游玩，以免发生磕碰；避免进食硬的食物。需要强调孩子因为哭闹引起的眼周充血会自行消失，避免医患矛盾。

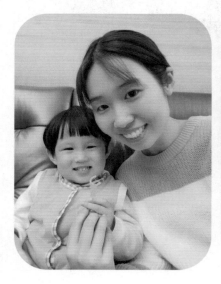 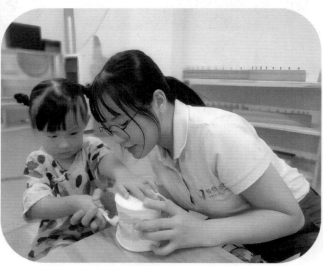

# Chapter 8

## 第八章

## 做好主题活动在规避安全隐患中的作用

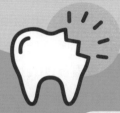

员工缺乏工作热情？

工作中频繁出现同一种失误？

治疗完孩子之后，没有了下文？

同一天各类型顾客太多，应接不暇？

……

工作繁忙造成摩擦？

您是否也遇到了这样的问题？

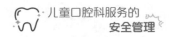

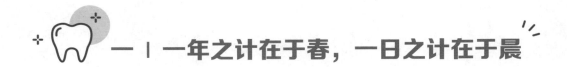

早晨八点四十分，熟悉的晨会音乐响起，诊所的小伙伴们笑容满面地来到晨会地点。晨会是诊所每天固定的工作内容，它能让大家互相学习，保持积极向上的心态，在愉快的氛围中开始一天的工作。其流程一般如下：

首先，主持人问好："芽芽的小伙伴们，大家早上好！"

大家立刻回应："好！很好！非常好！"

洪亮悦耳的声音会振奋人的精神，让人充满朝气。随后，大家开始检查仪容仪表：头发、指甲、衣服、鞋子、工牌、耳机……接着一一汇报检查结果。在这个过程中，大家的脸上始终洋溢着灿烂的笑容。

仪容仪表检查完毕后，开始汇报一天的预约安排。从前台开始，各部门依次汇报。汇报内容主要包括当天初诊和复诊的数量、家长与孩子是否有特殊要求等。

汇报完毕后通常有临床常见问题的分享和演练。主持人会总结前一天大家在群里提出的问题，再分组模拟演练。小伙伴们积极复盘临床常见问题，讨论出统一的解决方案。演练的时候，大家都认真聆听，全神贯注。一般情况下只聚焦一个常见问题，以确保大家都能理解并转换成自己的表达。

最后，负责会议记录的人总结晨会内容并记录在册，便于日后定期学习。晨会就此圆满结束。

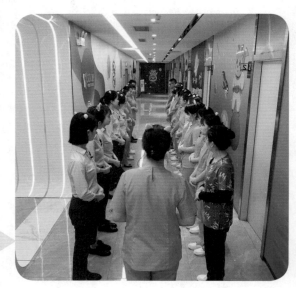

"全体符合标准，加油！"
——诊所晨会日常。

忙碌的一天正式开始啦！

辛勤的"芽芽小蜜蜂"们分别回到自己的岗位。走廊里传来芽芽姐姐讲故事的声音："从前有一只小狮子……"，原来是诊所的助手姐姐自己录制的背景故事音。

分诊台的同事开始安排每个小朋友要去的诊室和相应的医护人员；预约台的同事前去检查煮开的几种茶水温度是否都适宜；检查台的行政同事开始查看家长和小朋友的登记表……每位同事面带笑容，忙碌而有序地开展工作。

几年前，诊所的管理制度还没有那么完善，出现不少问题：没有实行收费预约制度，顾客常常无法预约上门，难以有序安排就诊；即便有些顾客预约了，也可能随时取消，导致其他顾客预约不了；到诊所的顾客要等待很久，秩序混乱，顾客因此产生很多怨言；没有分隔诊室，一个孩子哭，便连带整个诊所都充斥着孩子的哭闹声；医生助手忙于看诊，分身乏术，无法向家长交代清楚注意事项，收到了不少投诉；看诊结束后，客服没有及时回访，个别孩子治疗后出现轻微不适，家长产生疑虑就改到其他地方就诊等。

因此，大家吸取经验教训，统一流程，严格执行，规范团队成员行为，时刻接受监督、反馈，加强整改并时时查看效果。刚开始时，这种改变让大家感到"痛苦"。但是，一旦大家适应了新的工作流程，都按照流程进行工作，久而久之便形成了习惯，有了严格的职责划分后，整个团队成员不再互相推卸责任。大家发现：顾客烦躁的催促声消失了，因前台交接不清楚的抱怨声没有了……大家工作高效、愉快且充满成就感。小朋友们稚嫩的道谢声，不时回荡在大家的耳畔。

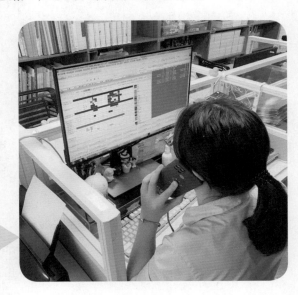

建立属于诊所的独立预约系统和完整的客服维护系统是非常有必要的。

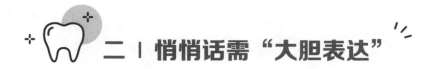

# 二 | 悄悄话需"大胆表达"

细节体现专业和用心。家长第一次来到诊所时，会根据自己的所见、所闻、所感，在心中对诊所服务进行评估。往往会给家长留下深刻印象的，不仅是我们在诊疗过程中的优秀表现，还包括那些细微之处的用心。这种用心，体现在我们专业的治疗中、柔声的问候里，体现在诊所每个干净整洁的角落里，体现在家长和孩子入门后每一秒的所见、所闻里。

因此，需要时时提醒自己要注意事情的方方面面。应严格要求自己，不能局限于拥有高水平的医疗技术，更需要拥有亲和力，学会以换位思考的方式了解家长和孩子的想法。如果能让家长和孩子感到安心和舒适，家长就会对此表示信任和感激。即便有小瑕疵、小摩擦、小误解，只要多和家长好好沟通，也能够得到理解，使大情绪变成小情绪，小情绪变成"没关系"。

在临床中，大家是不是经常遇到"有话不能说"的情况？

比如：

①助手因后面还有其他牙疼的孩子在等，想知道医生还要多久才能结束这台治疗，可以开口询问吗？

②后面预约的孩子到了，该不该提醒医生？如果站在医生旁边悄悄地说，家长可能会产生各种各样的疑虑，例如，他们是不是在说我的孩子？我孩子的牙齿出现问题了吗？

③如果直接当着家长的面说，家长又会想：医生一定很着急，会不会为了赶时间，不认真治疗我家孩子的牙齿？

④如果用耳机沟通，医生操作时突然嘴里蹦出一句话，家长会觉得很奇怪；如果换成以写便条、便签的方式进行，被家长看见时可能会让他们担心：是不是自己孩子的牙齿有大问题了？为什么不让我知道？

如果是在耳边说悄悄话，同样容易让人产生疑虑。

再比如，出现麻药过敏需要急救的情况时，如果助手对医生大喊："有人过敏了，需要急救！快来人呀！"或者在耳机里说："××诊室需要急救！"这样既容易引起不必要的恐慌，也影响其他人的正常工作。那么如果医生遇到问题，需要和正在工作的助手说，要怎么做才比较妥当呢？

如何在诊所里进行安全、稳妥、有效的交流呢？

每个诊所都可以设定自己的暗号和小动作。比如，想知道治疗还要多久结束，可以内部商量用"1"或"2"来指代时间："1"代表5min，"2"代表10min。助手可以大方地问医生1还是2，而顾客也不知道助手问什么，可能以为医护人员在讨论材料的规格或用量。如果后面有其他人在等待，助手可以指着手表做暗示，医生就心领神会。为了应对突发的急救情况，要提前安排好拿急救物品的人员。确定好暗号后，还需要定期模拟演练，负责人听到相应的指令时，需要拿上自己负责的物品快速到达指定的诊室。

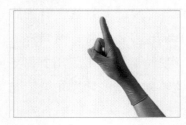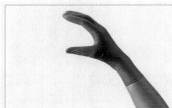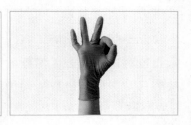

诊所暗号和小动作

如果有助手需要与正在工作的其他助手沟通，可以等对方停下手里的工作后，说："不好意思，打扰一下，诊2（诊室）的特殊托槽放在哪里？"听到回答后，也不要忘了说一声"谢谢！"语气温柔、语调适中，这样可以体现出我们的自身素养、同事间的友好关系。家长看到、听到，也会为此点赞。细节不仅要体现在工作人员的一言一行里，还要时刻放在心里。要想赢得顾客的信任，就必须注重细节。

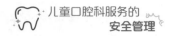

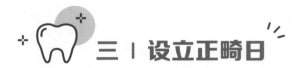

# 三 | 设立正畸日

几乎所有的儿童口腔科诊所都存在这种现象：周一到周五很清闲，周末则很忙碌。大家一到周末就扎堆预约看牙，这是几乎无法避免的预约失衡问题。不光是我们诊所，其他同行朋友也为此头疼。

过去，每逢周末便有很多家长打电话要求立刻约时间给孩子看牙。客服人员看着排得满满当当的时间表，只能无奈地说安排不了。这时家长就开始抱怨，有些甚至会说一些刺耳的话。时间长了，类似的事情多了，伙伴们也变得非常害怕周末，家长也对诊所失去了信任。为了解决这个棘手的问题，诊所特意设计出了几个"特殊节日"，如会员日、保护固定日、正畸日等，以此分流不同类型的牙患儿童，统一安排，有序预约。

尽量将有同类牙患问题的儿童安排在同一段时间进行诊疗，方便管理。如"正畸日"便以正畸为主，不约或者少约其他牙病儿童（特殊情况的初诊除外）。这样

| 1月 2月 3月 4月 5月 **6月** 7月 8月 9月 10月 11月 12月 |
| --- |

| 星期天 | 星期一 | 星期二 | 星期三 | 星期四 | 星期五 | 星期六 |
| --- | --- | --- | --- | --- | --- | --- |
| 29 廿九 | 30 五月 | 31 初二 | 1 初三<br>全天：会员日 | 2 初四<br>辅助日 | 3 端午节<br>端午休假 | 4 初六<br>★ |
| 5 初七<br>全天：会员日 | 6 芒种<br>休假 | 7 初九<br>休假 | 8 初十<br>正畸 | 9 十一<br>辅助日 | 10 十二<br>全天：会员日 | 11 十三<br>★ |
| 12 十四<br>★ | 13 十五<br>休假 | 14 十六<br>休假 | 15 十七<br>全天：会员日 | 16 十八<br>辅助日 | 17 十九<br>正畸 | 18 二十<br>全天：会员日 |
| 19 廿一<br>全天：会员日 | 20 廿二<br>休假 | 21 夏至<br>休假 | 22 廿四<br>正畸 | 23 廿五<br>辅助日 | 24 廿六<br>全天：会员日 | 25 廿七<br>★ |
| 26 廿八<br>全天：会员日 | 27 廿九<br>休假 | 28 卅十<br>休假 | 29 六月<br>全天：会员日 | 30 初二<br>辅助日 | 1 初三 | 2 初四 |

注：绿色部分为全体休假日
黄色部分为全体晚班
★为正畸日

就避免了补牙、根管治疗、拔牙轮流上，导致助手不停更换术前准备物品的问题。

　　我们诊所会提前规划和公布每月的正畸复诊日。每次复诊结束，客服负责预约下次的复诊时间，医生负责看诊，助手协助医生。这样忙中有序，才能提高效率，创造良好的诊疗环境。

　　刚开始，诊所也遇到了不小的阻力。客服说，要上兴趣班的孩子肯定不行；助手说，住宿的孩子肯定不行；医生说，外地的孩子肯定不行。很多时候事情还没开始，就给自己设置了很多障碍。不试一试，怎么知道一定不行呢？

　　起初，一些家长的确难以配合，发出抗议："我们赶不过来的！""这天有安排了，改天可以吗？""我们就想约那个时间！我们孩子有很多课程呢，没办法请假！"除此之外，还经常有家长迟到、预约不来的情况。每当这时，客服也措手不及，只得耐心安抚、劝说家长遵照约定。对于经常迟到的家长，就帮他们提前预约时间；临时来不了的家长，就另外预约客户……大家不断汇总各类问题，一起复盘讨论，集思广益，最后确定出统一的话术和解决办法：提前把治牙可选时段发送给家长，让家长自行选择，提前安排。大部分家长逐渐地理解和配合诊所的安排，问题也迎刃而解。

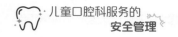
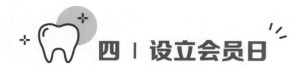

# 四丨设立会员日

早在2015年，我们诊所就已经有了一批初期的儿童口腔科会员。近年来会员数量不断上升，随之而来产生了复诊的问题。

会员每3个月回来复查，这是硬性规定。除了学龄前的孩子可以请假或者选择放学后来复查，较大的孩子都希望预约到周末的时间。如果会员都选择周末复诊，一方面会导致就诊人数过多超出诊所接待能力而无法接诊，另一方面则是初诊的孩子被挤占时间，二者的体验感都不好。

对于会员而言，他们觉得自己有会员"权利"，可以优先挑选治疗的时间，特别是复诊时间。有时候预约已满，若想与家长沟通一下让孩子选择工作日进行复诊，家长大多会不乐意。部分家长认为，诊所只想忽悠他们办理会员，办理后就转变了态度。曾经就有家长投诉："我们交钱办理会员后，你们就变脸了！之前是什么时间都可以安排，现在是什么时间都预约满了！"

这个问题也一度让客服工作人员感到十分为难。在预约已满的情况下，是让会员来诊所后静静等待，还是想方法跟会员协商？当客服提出他们的难处后，诊所开始设立会员日。

会员日的设立时间也是一个问题。家长肯定都想周末来复诊，但是诊所每天能接待的牙患儿童数量有限。除了会员，诊所还需要安排其他牙患儿童，各种问题都需要考量。最终，诊所决定每个月安排6天会员日——3天在周末，3天在工作日。

原本以为会员日既有工作日，又有周末，应该能满足整体会员的需求了，但是真正执行起来后，还是出现了很多问题。比如，复查后发现新蛀牙，是否当场处理？不处理，那安排什么时候处理？刚开始，家长对会员日不太理解，无法好好配合诊所的时间安排。前台也经常无法说服家长，无法做到将预约时间安排在会员日。

于是，诊所修改了预约流程和接诊流程，规定每个会员日至少安排150个会员小朋友复查。这样，大家各司其职，提前安排好负责涂氟的诊室、负责封闭的诊室。根据状况对孩子进行合理安排，将配合治疗、不配合治疗的小朋友区分诊室，大大节省了操作时间。

现在每次复查结束后，都会帮家长和孩子预约好3个月之后的复查时间。这样既方便诊所安排工作，又减少家长因无法预约而产生不良情绪的情况。

作为儿童医疗工作者，不仅要关心孩子的牙齿健康和感受，还要关注家长的感受。因为通常情况下，家长主导着孩子，他们是为诊所树立良好口碑的关键所在。

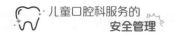

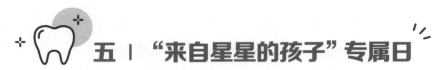

# 五 | "来自星星的孩子"专属日

## ——照顾特殊儿童的工作技巧

其实不仅健康儿童有看牙需求，特殊儿童的看牙需求更大。这些孩子（常见如自闭症患者、智力障碍者等）因为不能完全听从指令，其口腔卫生情况往往比健康儿童差，进行治疗的难度更大，如何更好地服务这些可爱的孩子，是个值得思考的问题。

芽芽儿童牙科诊所接诊过60多名患有自闭症、发育障碍的孩子。自诊所成立以来，为了照顾好前来就诊的这一群体，大家一直在不断进行尝试，以下是一些不成熟的工作经验。

第一，进行一些复杂的操作时，全麻往往是比较安全的做法，孩子的舒适度高，往往在治疗结束后，对牙椅还恋恋不舍。但是麻醉有时也有一些相关的风险，因此一定要对病情进行全面的评估。

第二，有些家长可能不希望医生强行治疗，此时，助手耐心的引导显得尤为重要。首先要和家长做好沟通，了解孩子平时的一些喜好，比如喜欢什么动画片、喜欢什么玩具和食物。待孩子来到诊所后，观察孩子对诊所游乐设备的偏好，这对在治疗中引导孩子非常重要。诊所治疗过一个患有自闭症的孩子，就诊的时候，总是不肯张嘴，助手就一遍一遍地张口示范，并且在治疗间隙带孩子去扭扭蛋，让孩子放松，终于使孩子配合完成了治疗。

第三，治疗前后一定要充分了解家长的诉求，如家长希望治疗进行到什么程度。比如有个4岁半的患有自闭症的孩子，满口都是蛀牙，且极不配合治疗，多次沟通尝试，都以失败告终，而家长又不希望进行全麻。此类情况，医生往往只能折中进行保护性固定。无论最终采取哪种治疗措施，医生都要对家长和孩子表示理解和尊重。情感是相互的，相信只要我们愿意付出爱心和时间，就一定能获得家长的理解和尊重。

下面分享一个特殊儿童接诊的真实案例。

　　又是普通的一天，我如往常一样在诊所接待一个个孩子。刚忙完，还没歇下来的工夫，突然听到耳机里传来医生的呼叫声，于是赶紧前往8号诊室。就诊备注里特别注明这次接待的小朋友是个星星的孩子，也就是患有自闭症的儿童。每次接诊这样的儿童，大家都会努力和他们说很多话，但经常无法得到回应。他们往往会用一双懵懂的大眼睛盯着你，不吭一声，躲藏在自己的世界里，或是说着只有自己才知道的话，又或者像初生婴儿一样用肢体动作和大喊大叫来表现自己的不安。来到8号诊室后，我主动跟他打招呼："你好呀，小朋友，我是兔子姐姐。你叫什么名字啊？你在看什么动画片呢？"

　　他没有回答我的问题，但也不哭不闹。这种沉默难免有点尴尬。我应该想想其他话题，看看怎么引起他的兴趣呢？可能是我蹲下的动作太过突然，这时候，我的喉咙因近期身体欠佳又开始痒了，那股痒意从喉咙里蔓延上来，由于一下子无法忍住，开始大声地咳嗽。忽然，一只小手伸过来捂住我的口罩。这个动作把我和医生都吓了一跳，我一下子止住了咳嗽，僵在原地。我看了小朋友一眼，他是想要表达什么呢？也许他在告诉我，咳嗽的时候要捂住嘴巴，又或是想让我不要咳嗽？

　　我大脑"宕机"了几秒钟，又重新运转。我意识到这是件好事，至少现在他对面前的我有所回应了。我问他："小朋友，你是在关心姐姐吗？还是你想告诉我，咳嗽的时候要捂嘴巴呀？"

　　他还是没有回答我，但是他用手捂住了自己的嘴巴。原来他是想告诉我，咳嗽的时候要把嘴巴捂住。

　　我接着说道："那我们把嘴巴张开，啊——"

　　小朋友也有样学样，模仿我张开嘴巴"啊——"起来。可是他刚一张嘴，就又把嘴巴闭上了，两只眼睛直勾勾地盯着我，好像有点警惕，又有点好奇。我说道："这回张久一点好不好？我张嘴，你也张嘴，我们一起来张开嘴巴。嘴巴张大点，让医生阿姨看一下我们的小白牙，好吗？"

　　这时，他没有回应我，而是自顾自地开始小声念叨着冰激凌。我追问道："你要吃冰激凌吗？"

　　小朋友终于回答我的问题了："要冰激凌。"看来，甜甜的零食是孩子们的最爱，是他们心中神奇的魔法棒。我又问道："你喜欢吃什么口味的冰

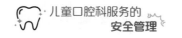
激凌呢? 草莓味的还是巧克力味的?"

"草莓。"他轻轻地说。我接话道: "好的,那我们把牙齿检查完了,我跟爸爸妈妈说,你今天表现特别棒,奖励你草莓冰激凌,好不好?"

终于和小朋友搭上话了。我总算知道他对什么感兴趣了,等一下就可以围绕冰激凌这个话题开始聊天了。

我的喉咙又是一阵阵地痒,又咳嗽起来。小朋友的小手又过来了。这次他没有把手放在我的口罩上,反倒是摸了摸我的肩膀,又拍了拍。小朋友这个举动十分暖心,我想他应该是在关心我,想要拍拍我的后背,但只能摸到我的肩。

"谢谢你,姐姐知道了,你是在关心我,对不对? 我们把小嘴巴张大点给医生看,看好之后姐姐带你去扭扭蛋,然后再一起去夹娃娃,好不好?"

他不理我,看来他对这些游戏不感兴趣,可能他最感兴趣的还是冰激凌。我试探性地说道: "我们嘴巴张大给医生看,然后我们就去拿冰激凌,好吗?"

他似乎听懂了我的话,但是嘴巴只张开一两秒又合上了。小朋友的嘴巴守得真严实,我只能出点特殊招数了。我把我的手轻轻压在他的下前牙上面: "宝宝乖,姐姐跟你说,不能咬到姐姐的手哦,不然姐姐会痛痛的,姐姐也会哭的。"

他听懂了我说的话,并没有咬我。

检查后发现小朋友全口后牙都被蛀掉了,到时候要处理起来肯定很遭罪,不处理又会更严重。唉,这么可爱的小朋友,牙齿问题却如此严重,想想就很让人心疼。他安安静静的,乖乖地按照指令行动,但是动作配合方面稍有一些困难,每当医生想进一步检查时,他的嘴巴总是刚张开就合上。这一点让医生很苦恼,毕竟这样下去很耗费时间,拖得越久,孩子的配合度就越低。于是我问医生: "医生,他的问题很严重吗? 需不需要做治疗?"

医生遗憾地告诉我: "他有8颗牙都需要治疗。"那就糟糕了,看来只能跟他妈妈沟通一下,看是选择舒适化治疗还是保护性固定。

我对小朋友说: "姐姐带你去刷牙好不好? 我们去把牙齿刷得白白的,把坏虫虫赶走,好吗?"

　　小朋友眼睛眨巴眨巴地望着我。我想让他尝试吸一下吸管，便让医生在他嘴巴喷了一点水。但水刚进入嘴巴，他就吐得满身都是。我连忙告诉他："宝宝，这边有一个小池子，把水吐到这里面，好吗？"

　　他完全不理会我，仅而用袖子狠狠地擦着嘴巴，似乎想表达他觉得我是个"坏人"。我试图再次和他沟通，但是收效甚微。忽然，他开始大声地喊叫，手脚也跟着乱动，神情却没有什么变化，但是从他的行为来看，似乎显得很不安。他的嘴巴张张合合，断断续续地吐出了几个音节，我努力想分辨出他的意思，可完全是徒劳，我根本听不懂他到底想要表达什么。正当我苦恼如何让他冷静下来时，他像被人按下了暂停键，突然就平静了下来，只有眼睛骨碌碌地转动，好奇地打量着周围的一切。他东看看西看看，似乎对什么都感到好奇，又似乎对什么都不感兴趣，难道这就是来自星星的孩子的特点，只会在自己的世界里不停地探索吗？

　　看着这张可爱的小脸，我心里很难受，说："好吧！希望姐姐能够一直陪着你，然后帮你把牙齿处理好，吃多多的东西，快快地长大，也希望你的情况能够慢慢地好转吧！姐姐现在带你去玩一会儿。"

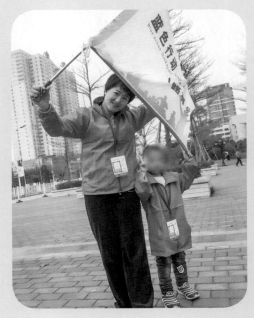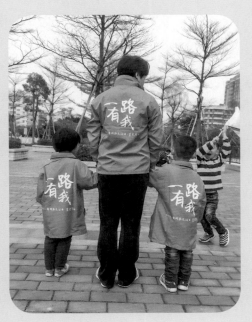

关爱特殊儿童公益行动

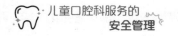

　　由于小朋友不配合，也没办法拍CT，医生只能去和家长沟通。先采取合适的方式治疗，之后再考虑拍小牙片。

　　医生和家长沟通过后，决定采用保护性固定，这个决定也在我的意料之中，希望小朋友到时候不要哭得太厉害了。

　　看着他蹦蹦跳跳离开的背影，我心里五味杂陈。这个孩子以后长大了会怎样呢？也许他的爸爸妈妈会更加辛苦。医生只是希望孩子张嘴配合检查一会，就已经费了那么大力气，父母负责的可是他每一天的饮食起居呀。这样的孩子不是少数，也许随着医药科技技术的飞速发展，这个"病"能够被彻底医治呢！

　　这个小朋友刚刚关心我的举动真是很暖心。希望能够帮助更多"来自星星的孩子"解决好他们的牙齿问题，也希望他们能够越来越好。

　　"好，来啦，童2收到，马上就到！"（注：童2为诊室编号）

　　又有人叫我了，还是继续工作吧。

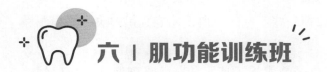

# 六 | 肌功能训练班

或许很多人会有疑问：肌功能训练，不是任何时候都可以做吗？为什么非要耗费人力、物力，让孩子到诊所参加训练班呢？孩子作业多，兴趣班上不完，哪里有时间过来呢？

可以思考一下：为什么同一个学校的同一个老师进行教学，有的孩子学得快，有的却学得慢？为什么每个学生都完成了家庭作业，学习成绩却不一样？为什么参加补习班，往往能帮助孩子提高学习成绩？

主要的原因是一些孩子比较自律，能够认真规范地完成训练任务，所以能达到很好的效果；一些孩子自制力差，"三天打鱼，两天晒网"，无法自觉完成训练，一旦家长监督不到位，就无法获得预期的训练效果。

这不是偶然现象，大部分孩子的自制力都比较差。仅凭孩子自行训练，通常效果不佳。因此，设立肌功能训练班，定期把孩子集中起来训练，能取得较理想的效果。

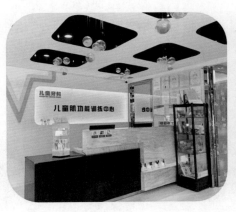
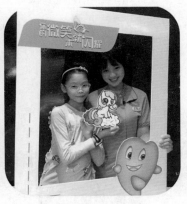

肌功能训练班，现在是我们诊所关注的重点项目之一。近几年，越来越多的孩子因为不良的口腔习惯，已经影响到牙齿乃至颌面部的生长发育。鉴于现在的家长对孩子的口腔健康要求越来越高，诊所开设了肌功能训练班，让孩子们在一起，以游戏互动的方式进行肌功能训练，这样孩子既乐于接受，又能在玩乐中学习和适应训练操、训练器，改掉不良习惯。可能孩子不太明白每周进行肌功能训练的意义，但是作为家长应当明白：只有孩子改掉一些不好的习惯，才能真正解决一些根源性问题。

芽芽儿童牙科门诊陪伴了很多孩子的成长，从萌牙期一直到换牙期。期间医生观察到，随着年龄的增长，孩子的个性越来越凸显。有的孩子在做牙齿矫正的过程中，配合度越来越高；有的孩子一直很难甚至无法配合训练。看着这些"小淘气"，也会和家长一样心疼、焦急。

有一次，诊所的医生正陪着一个积极配合的小女孩在诊室里做口唇训练，前台突然传来嘈杂的声音。循声看去，发现是一个不太配合的小男孩过来复诊。

他的妈妈当时正生气地拉着他的手，焦急地对着他吼道："我花了这么多钱给你做矫正，你一点都不配合！医生交代的训练你也不做，做了这么久都没效果，你看看，其他小朋友多乖多配合，你怎么就不能让我省点心！"

尽管如此，小男孩依旧不为所动，绷着倔强的小脸，紧紧抿着嘴巴，一副百般不愿意的样子。

医生赶紧让客服人员先安抚好妈妈的情绪，然后牵着男孩的手慢慢和他聊天进行劝导，将小男孩引到那个正在进行口唇训练的小女孩的诊室门口。当小男孩看到与自己同龄的小女孩在认真做口唇训练时，他似乎有所触动。从那以后，小男孩的配合度越来越高。每次复诊，他的妈妈都会高兴地说："矫正效果越来越明显！"

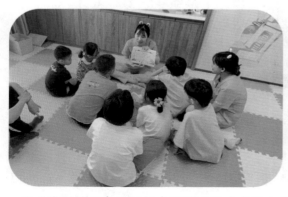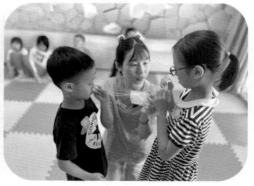

肌功能训练师考拉姐姐在用游戏的方式让小朋友们做肌功能训练，小朋友们都很配合

　　这个案例也启发了我们——孩子都有模仿和好强的天性，医生和家长如果能适当引导，帮助孩子建立积极的心态，他们就会配合训练。

　　很快，团队就将所有正在做早期牙齿矫正的孩子召集起来。为了不占用周末接诊时间，诊所决定把肌功能训练班安排在每周五晚上，每次20个孩子。活动的内容不只是监督和复诊，团队还想出很多游戏，将口唇训练融入游戏中，寓教于乐，让每个孩子参与其中，教导他们如何正确训练，让大家比赛看谁做得更好，通过对完成得好的孩子进行奖励，进一步提高他们的积极性。助手现场巡查每个训练动作是否标准，纠正他们错误的训练方法，监督训练时长是否达标。孩子们按时正确完成后，均能得到奖励。孩子们在一起训练时，看到别人都那么认真，自己也会不甘落后。训练时，一定要用孩子们喜欢的方式对其进行引导，让孩子开心配合，这样家长放心，医生也安心。

　　训练班结束之后，通常还会布置"家庭作业"，表示下一次参加训练班的时候进行"检查"，并会在确认孩子完成任务后给予奖励和鼓励。通过这样的激励方式，极大地提高了孩子的配合度和期待感。苏联著名教育学家索洛维契克指出，童年时代受人喜欢的孩子，从小就觉得自己是善良聪明的，因此才受人喜爱，于是他也就尽力使自己的行为名副其实而成就自己，成为一个有信心的人。因此，诊所希望通过鼓励和赞赏，让孩子们在愉快的氛围中不断增强动力，坚持训练。家长了解了这些细节，看到了孩子的训练效果，也能体会到诊所的用心和努力，对诊所更加认可和信任。

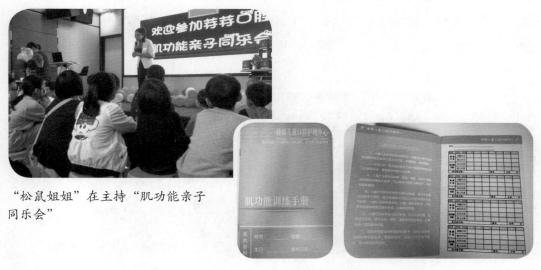

"松鼠姐姐"在主持"肌功能亲子同乐会"

肌功能训练手册"家庭作业"

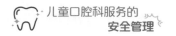

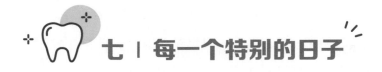

七 | 每一个特别的日子

## 1. 培训日

"天时人事日相催，冬至阳生春又来。"医护人员应该保持时不我待的紧迫感和只争朝夕的使命感，不能只满足于完成本职工作，停留在"没出错就好"的层面，更应该注重提升自身专业素质，努力实现自我价值和社会价值。

如果人没有树立远大的理想和目标，那就像是一艘没有目标的船，随波逐流。虽然自己看起来每天都很忙碌，但内心却无比空虚。当有新同事来的时候，总会在心里抱怨"为什么看重他""为什么他/她工资比我高"等，却从未反思自己是否做到了不断积累知识，与时俱进。

"书山有路勤为径，学海无涯苦作舟。"学习是一辈子的事情。只有学习知识、增长才干，才能跟上时代的步伐。知识和能力是永恒的财富。因此，诊所会定期根据各部门的要求对员工进行针对性考核，帮助员工自我提升。考核内容包括沟通话术、临床操作、文献学习等，目的是让员工将所学的知识运用到日常工作中。同时，会进行定期培训，或让大家静坐、回顾、思考，哪怕是喝碗"心灵鸡汤"，都能让每个人不断自省、不断进步。设立定期员工培训日，进行涵盖专业技能的培训、常见问题模拟沟通、头脑风暴、思维学习，让员工保持旺盛的求知欲，珍惜宝贵时光，不懈努力，勇于开拓，积极进取。

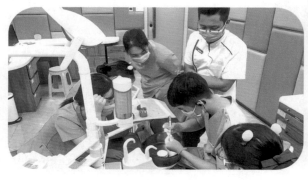
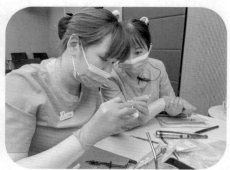

## 2. 服务沟通会议

和谐融洽的同事关系，是工作顺利开展的基础。如果同事之间不能友好相处，很多合作就无法进行。这不仅会影响工作效率，也会影响自己的心情。但是，人多的地方自然会有矛盾，一起工作必然有摩擦。诊所工作繁忙，往往问题发生后，大家还没来得及沟通，就匆匆投入下一轮工作，遗忘的问题就有可能成为痼疾，导致同事互不理解，矛盾不断升级，日积月累，直至爆发。

在门诊工作中，大家各司其职、相互配合极为重要。如果有顾客因等待时间过长而产生意见，那么前台需要帮忙协调安抚；助手需要及时提醒医生，并协助医生提高临床操作效率；医生需要和家长进行解释，在前台与助手催促后，团队应该及时提高操作速度，同时还要随机应变，选择适宜的治疗方案。一个团队只有互相配合，才能高效运转。如果没有前台精心的安排，后台就不可能井然有序地开展诊疗工作；如果没有后台精湛的医术支撑，前台的沟通安排做得再巧妙也无济于事。团队成员经常只站在自己的角度思考问题，很少从对方的立场上看问题，是一个不好的现象。团队每月会有两次服务沟通的"吐槽大会"，在会议上大家可以把平时需要配合、但没有得到及时回复的事件讲出来并提出解决方法，这时一些情况就会"呈现"出来。当大家了解事件后的原因，就不会再抱怨，逐渐产生共情与理解。久而久之，每个人远离负面情绪，团队的默契度会越来越好。

每个牙科诊所，可能都会存在下面这些问题：

前台抱怨："医生怎么需要处理这么久？怎么又拖台了？怎么结束了还在沟通？"

助手也会反映："怎么前台老是催促？一直问个不停，真影响操作！医生怎么这么久还不来？"

医生也有烦恼："这孩子不配合，助手怎么不好好安抚？客服怎么预约安排这么多人？孩子不配合，顾客还催，我也想快啊！"

以上种种问题的出现，其实都是由于彼此没有换位思考，没有充分理解别人的难处而造成的。

每个人都希望自己的工作能顺利进行，但却忘记了所有的工作是环环相扣的，不能遇事只从自己的角度来考虑。一旦问题出现就开始抱怨同事的动作太慢、效率太低，这些抱怨最终只会变成负能量，变成堵在心口的石头，让大家的工作效率因此下降，进而影响整个团队一整天的工作质量。

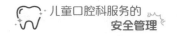

　　每个人都是独立的个体，工作时彼此不熟悉，无法做到完美配合是难免的事情。有时同事一个无意识的动作，也可能会引起误会，这时如果大家再缺少沟通，那进而就会互相猜疑。

　　因此，作为每天朝夕相处的工作伙伴，更需要多沟通、多交流。于是诊所规定，每月召开两次服务沟通会议。大家可以在会议上，秉持"对事不对人"的原则，把心里的误会和不满意说出来，互相解释清楚。

　　每一次会议的召开都能解决大部分的问题，让大家的工作变得更加顺畅。"遇方便时行方便，得饶人处且饶人。"工作中出现一些摩擦是在所难免的。对于工作中的摩擦，可以宽容一点，大度一点，将时间和精力浪费在互相埋怨上得不偿失。只有每个

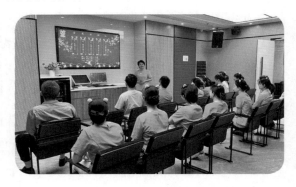

人都珍惜集体荣誉，与人为善，团结协作，才能共同创造出和谐稳定的工作环境，因为大家都有一个共同的目标——做好自己的本职工作，维护好客户。作为一个团队，工作运行时每个人都是不可或缺的重要零件。任何一个人在工作中取得的成就都离不开团队的支持和帮助。

## 3. 失误登记复盘日

　　由于大家每天都有繁重的工作任务，在忙乱之中，难免会出现一些差错，产生接待问题、沟通问题、临床操作问题等。"人非圣贤，孰能无过？"在日常工作中，可能有的人会重复犯同一个错误，但更多的情况是不同的人犯同一个错误。犯错并不可怕，可怕的是不认错、不改错。如果每次问题发生，都认为只要解决了就好，不去总结经验，那么之后还是会犯同样的错误。归根到底，重复犯错是因为没有及时复盘总结，没有将自己的经验教训与人交流共享，无法对其他人起到参考借鉴作用。因此，需要勇敢地把自己的错误公之于众，让大家一起分析，并从中吸取经验教训，集思广益，找到最优的解决办法，避免下一次重蹈覆辙。

　　于是"失误登记复盘日"应运而生。设立"失误登记复盘日"并不是为了要抓住大家的失误不放，而是鼓励大家互相分享自己的失误经历及教训，让他人引以为戒，避免重蹈覆辙。每次复盘，就是让当事人把案例当众摊开，让大家进行剖析。当事人需要反思出现这种失误的原因，并将前因后果及相应的解决方案详细地

说出来，让大家明晰事情的来龙去脉。刚开始的时候，大家对此都很难为情。因为大家不仅要回忆自己的失误，还要当众说出来，这样显得既尴尬又没面子。但是，经过多次会议后，大家逐渐习惯甚至"爱"上了这样的方式。揭示自身失误的过程虽然会让自己感到痛苦，但是逃避错误不解决就意味着退缩不前，自己也无法实现真正的成长。当选择说出自己的失误，听众可能反而会欣赏你的坦诚和勇敢，鼓励并帮助自己想出不同的解决思路。于是，现在大家都抱着互相学习的积极心态，认真参与这个会议。在会议中，大家大胆发言，认真听取别人的意见和建议，争取下一次做得更好。这个过程中，同事们培养了乐观积极的心态，越来越能客观地对待他人的意见和批评，也逐渐形成良好的学习氛围和坚实的内部凝聚力。

### 案例：家长投诉补完牙后3个月牙齿就痛了

客服说："××妈妈电话投诉，她反映孩子的牙补了3个月就又开始痛了，目前不能吃东西，问我们用的是什么材料，为什么这么快就出问题；并问能不能让孩子先吃点药观察，假如再过来处理是否需要收费以及要求再治疗的话能不能用好一点的材料。"

我深入了解孩子情况后，先安抚妈妈的情绪，并请她尽快安排时间带××过来。妈妈同意了，但还没有确定时间。我查了资料，上面显示××已经3个月没有复诊，我们在补牙后，多次打电话发短信通知家长复诊，但妈妈均表示太忙，并且孩子目前没症状，不想过来。

随后，我向主诊的翁医生反映了这个情况。

翁医生表示："××口腔卫生情况差，牙齿龋坏接近牙髓，当时我建议进行根管治疗，但孩子妈妈拒绝了，理由是孩子不配合，要求直接补牙。我反复强调龋齿面积太大，直接补可能会痛，而且补牙的材料也很容易掉。家长表示没关系，并再三强调是慕名而来，十分信任医生，请我们务必为孩子处理。我当时心一软就同意了。治疗中小心翼翼进行去龋、盖髓、垫底，花了很长时间。治疗后，我再三提醒家长，一定要定期复查，如果感到不舒服就要及时过来。家长满口答应，但是一直不配合随访。现在孩子病情出现反复就有怨言，我感到很后悔，当初真不应该直接给孩子补牙。"

总结下来，所有医疗行为都要白纸黑字写下来，让家长进行书面确认。这样出现纠纷的时候可以用它来降低风险。有些时候家长会提出一些

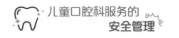

无理的要求甚至不配合签字。一旦我们对这样的行为妥协，就会出现案例里面的这种情况。

首先，会员制可以解决部分类似的问题。因为会员制要求必须每3个月复诊，如果非特殊原因，否则3个月不复诊会取消会员权利。另外，会员如果在治疗中出现了收费项目，家长也不会担心是否会产生额外费用。与此同时，也要思考，家长说这些埋怨的话，她的目的是不是让诊所不要收费。

其次，要根据临床情况，准确地给出治疗方案。如果要保守治疗，第一要按照治疗标准收取费用；第二要签署告知书和同意书。让家长知道，这是医生已经预见的情况，一切都在可控范围之内。当然这个过程中要事先准备好相应的流程和话术。

最后，孩子要进行诊疗的时候，需要由医生和诊所共同承担此项费用，不再向家长收取任何费用。同时，诊疗过程中，要更加细致和耐心地帮助孩子解决牙齿问题，服务好家长，和家长详细沟通孩子的牙齿情况，不能因为其态度或者言语不友好就怠慢对方。相信这样的做法定能打动家长，得到家长的认可和好评。

### ·童言趣语·

一个5岁的小女孩在补牙。

医生："宝宝，你嘴巴张大一点，阿姨可以把里面的虫虫抓出来。"

宝宝："阿姨，抓出来给我看看。"

医生："好的，那你要张大哟！你看这些白白的就是虫宝宝！"

宝宝："啊！阿姨，虫宝宝还小，你不要抓它们，好可怜呀！去抓虫爸爸、虫妈妈吧！"

医生："哈？为什么呢？"

猜猜小女孩怎么回答的？

宝宝："因为虫宝宝会跟着爸爸妈妈走的，你抓走虫爸爸、虫妈妈就好了。"

# Chapter 9

# 第九章
# 临床服务外的服务

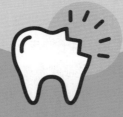

诊疗后该如何维系好医患之间的关系?

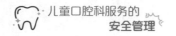
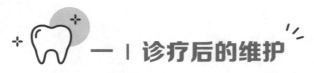

# 一 | 诊疗后的维护
## ——给予孩子肯定和赞许

假如想要给家长和孩子留下独特的回忆，让孩子有一次愉快的看牙体验，那么，诊疗后的维护就显得非常重要。

对于诊疗后的维护，除了诊后表扬、鼓励孩子，还要适时夸赞一下家长。针对不同性格的家长，给予不同形式的真诚赞美，而对家长最有效的赞美往往是表扬孩子。下面举一个简单的事例：

"帅帅好会讲话呀，语言表达能力特别好。孩子妈妈，您平时是怎么教的呀？把他教得这么好！""帅帅跟我说，他喜欢跳舞，然后每个星期他妈妈都带他去跳舞。他跳舞的时候，班级里面的老师可喜欢他了。"

作为家长，当听到别人这样表扬自己孩子的时候，会很开心。因为这样既表扬了孩子，又肯定和赞美了家长在背后付出的努力。如果能再记住一点孩子说的话，那么表扬时会让家长更开心。孩子愿意和医生交流，一定是孩子喜欢或者是医生运用了一定的沟通技巧，而家长的肯定及孩子的喜欢就是对医生最大的认可。

当然，这些话应是在跟孩子沟通的时候掌握到的真实资料，绝对不能为了迎合家长而无中生有，否则家长会觉得被欺骗，效果适得其反。如果想诊后去表扬孩子，那么医生和助手就要在跟孩子沟通的时候，认真留心孩子说过的话、做过的事，这样才能够在最后跟家长沟通的时候反馈出来，取得良好效果。

我们在生活中，每一次被认可、被称赞都会发自内心地感到愉悦。当诊所医生和助手称赞孩子和家长之后，当天就诊人数中大约有一半的家长都会选择在社交平台分享一些心得体会"今天带孩子看牙真是一个愉快的体验，小朋友表现棒棒的，医生都夸他很勇敢很配合！"这时评论可能会是"你带孩子去看牙啦？""去哪里看的呀？""怎么样啊？"等，诊所的知名度因此也能得到提升。

因此，诊所鼓励家长"趁热打铁"，只要通过社交平台发布在诊所的相关就诊信息并向客服出示证明，就可以兑换玩具或积分。这会让家长意识到：原来自己在社交平台发布动态分享的时候，孩子还有礼品可以拿！这样一来，家长分享起来就更有动力了，而诊所的宣传目的也达到了。家长通过社交平台分享，能够帮助诊所吸引潜在客户的同时，也能够帮助传播护齿知识，让更多的家长重视孩子的口腔健康问题。家长结合自己的亲身经历向亲友分享，这样的宣传效果往往是最显著的。

　　另外，当孩子有一次很好的就诊体验后，孩子下次就诊时就会更加配合，会更期待来到诊所。哪怕治疗的过程可能会伴随着一些疼痛和不适，这些疼痛和不适也会很快在愉悦的就诊体验中变得不那么明显。

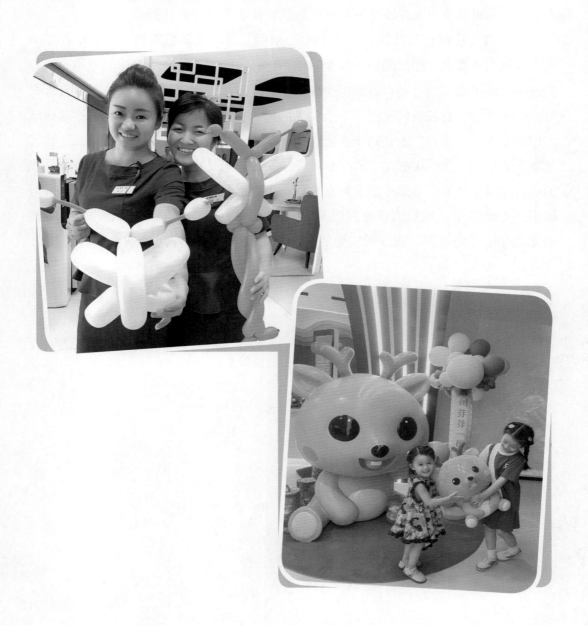

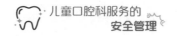

　　根据孩子情况的不同，应采取不同的应对方式，让孩子忘记治疗时的疼痛和不适，期待下一次诊疗的到来，而不是对下一次诊疗产生恐惧心理。所以在治疗过程中，要一直采取以表扬为主、安抚为辅的方式，尽可能让每一个孩子不会对治疗产生恐惧感。运用诸如气球、风车等小玩具或者陪伴孩子到儿童天地玩耍，都是可行的方法，通过这些方法让小朋友转移注意力。

　　例如在内部可以举办捏气球比赛。形状各式各样的气球（如小狗、小花、宝剑、棒棒糖形状的气球）更符合小朋友的喜好，能让他们在拿到的瞬间就开心起来。医生和助手将气球捏成各种各样的形状，让小朋友和家长投票。

　　之前有一位同行跟我说，小孩子要的东西，有时候都想不到。他会跟你要一只小老鼠、小蝴蝶、小蜥蜴……这个时候，你该怎么办？这些用气球也做不了啊！但这个问题可难不倒芽芽口腔的医生和助手，这时候可以问孩子："小老鼠有什么呀？"孩子："有长长的尾巴，一个尖尖的鼻子，还有几根小胡须……"这时，就可以在已捏的"小狗"上让孩子自己画几根胡须，然后再加一条长长的尾巴，让气球看上去更像老鼠。说它是小狗，它就是小狗；说它是小老鼠，它就是小老鼠。我们可以用语言巧妙引导孩子把气球想象成小老鼠。在这个过程中，只要让孩子参与进来、互动起来，他就能够得到想要的东西。通过各式各样的气球、小玩具跟孩子建立起情感的纽带，跟孩子成为朋友，那么接下来的治疗过程就会顺畅很多。

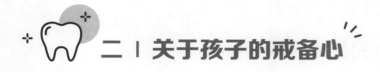

## 二 | 关于孩子的戒备心

跟孩子沟通前，一定要让孩子先放下对诊所的戒备心，比如有时候孩子坐上牙椅之后，医生与孩子可能随意地聊几句，然后拿过口镜检查牙齿。虽然在医生看来，这只是一面小镜子，但突然放到孩子嘴巴里想要拉开嘴角，孩子会本能地抗拒，甚至躲开。因为孩子不知道医生手里的物品是什么，也不知道医生想要干什么，会担心医生手里的物品对他造成伤害。这时医生需要进行解释，这就是一面小镜子啊，而且它是圆圆的，不用害怕。孩子听后会更容易配合治疗。

对于孩子来说，无论牙科医生拿起什么东西，他们内心都会觉得这是一个非常可怕的东西，可能会弄疼自己。因为一些错误观念在他的内心深处根深蒂固。

因此，在操作之前，医生可以这样跟小朋友解释："这面小镜子，你看到了吗？我们平时照的是大镜子，这个是一面圆圆的小镜子，它是给谁照镜子的呀？给牙齿照镜子的。"也可以说"给牙虫照镜子"。医生拿着镜子，不要一下子就晃到孩子面前，先远远地让孩子看一下，再缓慢地移动到他面前说："你要不要拿一下呀？"可以让孩子先摸一下，然后再说："来吧，我们给牙齿照照镜子吧，看看牙齿有没有刷干净！"如果这时候孩子还是很排斥，表现得极度不愿意的话，也不要强迫他，可以给孩子一面大镜子，而医生拿一面小镜子，让孩子来对比看看。"你拿着大镜子，我拿着小镜子，我们一起来看看牙齿，好不好？"在孩子能看到医生在干什么的情

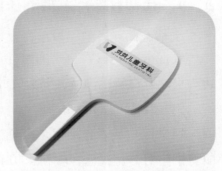

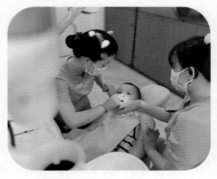

况下，就会比较有安全感，毕竟他知道医生在做什么，内心也就没有那么恐惧了。任何给孩子做治疗的工具或者药物（麻药和牙钳除外），都要提前告知孩子，让孩子先认识和接受，这样他才可能更好地配合。

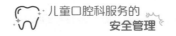

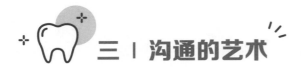

# 三 | 沟通的艺术

沟通是一门艺术。同样的内容，用不同的方式、由不同的人说出来，听者的感受和理解可能完全不同。门诊沟通最基本的要求，就是工作人员既能听懂患儿及其监护人的弦外之音，又能将复杂的医学过程用简单的话表达清楚。下面展示一些真实案例。

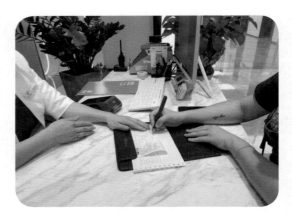

## 1. 与初诊客户沟通的技巧

### 背景

大部分的初诊客户是通过熟人介绍而来，如何把这些客户服务好，并将其转化为长期客户，是诊所需要努力的方向。

### 常规程序

通常医生或者诊所里的任何工作人员都可能接到陌生人的咨询预约电话，此时可询问对方：我让客服和您联系，好吗？直接打这个电话，可以吗？获得对方的肯定答复后就可以和客服进行交接。

### 客服成功的沟通技巧

第一，回复一定要及时，最好在初次来电的15min内回复，可以避免客户因为焦急而流失。

第二，电话中使用标准化语言，例如：您好，我是芽芽口腔的×××。您要约时间带小朋友过来检查牙齿，对吗？小朋友现在牙齿有什么不舒服吗？请问一下您是通过什么渠道了解到我们的呢？有朋友在这边看过牙，是吗？

初步了解客户病史非常重要，有助于医生和助手快速了解客户的需求，从而提供精准服务。另外，了解是哪一个老客户介绍并进行登记也非常重要，可以给老客户提供一些积分优惠，更有助于提高客户黏性。

第三，确定好预约时间，并由客服向客户发送精准的地址信息和诊所环境视频。有些诊所招牌显著，而且在路边，比较容易找到，但是有些诊所开在写字楼里，客户需要导航定位才能找到。既然目标客户是儿童，他们有时容易对陌生环境产生抗拒情绪，从而增加治疗难度，因此，在治疗前，可通过视频进行预热，能让其后续的治疗变得更容易。

第四，告知诊费，避免医患误会。

第五，电脑登记好就诊时间，在客户来就诊前一天进行电话和短信提醒，避免客户错过预约时间。

### 案例1

家长："怎么做了窝沟封闭还会蛀牙？那还不如不做，这不是浪费钱吗？"

医生："您的心情我特别能理解。幸好孩子之前做了窝沟封闭，牙齿的蛀牙问题才不会那么严重。现在孩子蛀牙率特别高，做窝沟封闭只是预防和减少蛀牙问题。孩子一定要定期过来复诊，对牙齿进行清洁维护，才能避免蛀牙再次出现。这次发现得及时，已经处理好了，回家以后还是要麻烦您督促孩子好好刷牙，不然还是会蛀牙的。"

有些家长会有这样的误解，认为做了窝沟封闭就可以一劳永逸，因此要告知家长，窝沟封闭只能起到预防作用，而且封闭材料会随着时间的推移和咬合行为出现脱落，要确保孩子不出现蛀牙，最重要的还是要教育孩子减少甜食的摄入，认真刷牙和正确使用牙线。

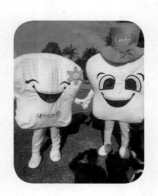

### 案例2

家长："我们在其他地方看牙，都是在诊室里面陪着孩子的。为什么这里不让我们进去？"

医生："家长您这么重视孩子口腔健康问题，我们接下来的治疗肯定会很顺利。我能理解您担心孩子的心情。通过十多年的临床观察，我们发现很

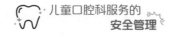
> 多孩子如果有家长陪伴，会影响他们的治疗进度。家长在场时孩子会时不时让家长牵一下手呀、抱抱呀，影响医生工作，而且如果孩子突然动起来，也很危险。孩子现在很乖、很配合。我们会拍摄孩子在治疗中的小视频并且发给您，请您放心。"

在口腔日常诊疗中，我们会尽量避免让家长进入诊室。如果家长进入诊室，有些孩子会很容易撒娇，他们可能会夸大自己的感受，甚至会无中生有。这时家长就会忍不住走到牙椅前观望，在观望过程中由于担心与不了解专业知识，他们可能会反复询问医生："是不是会疼呀，医生您能轻一点吗？""这样操作为何会让孩子不舒服，不是说没感觉吗？"

每个家长都心疼自己的孩子，这是人之常情。但是孩子的撒娇和家长的过度反应，会干扰到医生，影响治疗进度和治疗效果。最后的效果一旦不如人意，家长就会把责任都推给医生，导致医患关系紧张。当然也会有家长执意要进入诊室，认为孩子没有他们陪伴就会不配合。在这种情况下，我们需要评估孩子的情况。假如孩子是低龄（3岁以下）或不听话的情况，可以安排家长进入诊室，但是一定要提前和家长讲清楚进入诊室的相关注意事项，避免家长影响到孩子的治疗。

### 案例3

> 家长："孩子长大后会换牙，有必要做窝沟封闭吗？"
> 医生："您说得对，等孩子长到12岁，乳牙就会被大牙代替。但现在宝宝才4岁，还有8年。我们之所以建议做窝沟封闭，是希望孩子能在换牙前避免蛀牙问题给孩子带来困扰。同时，家长也要关注孩子平时的刷牙习惯。"

对窝沟封闭有一定了解的家长，我们需要和他们说清楚做窝沟封闭的意义，表达我们对孩子健康成长的关注。对于家长来说，孩子的健康成长才是他们最关心的事情。如果没有形成良好的口腔卫生意识和口腔清洁习惯，孩子蛀牙的概率也会比较高，除了影响进食外，还可能影响孩子的生长发育。

## 2. 用通俗化语言替代专业术语

在儿童口腔日常诊疗工作中，医护人员经常习惯用专业术语向家长说明孩子的牙齿情况，经常把家长"弄蒙了"。家长经常因听不懂而打断医护人员，询问专业术语的含义，医护人员则需要花很多时间解释清楚。专业术语虽然对于医护人员来说，可能简单实用、方便交流，但是，家长可能是如闻天书，根本不知道医护人员在讲什么，实际上这就是一种无效沟通。

医护人员是否专业并不体现在与家长沟通交流时使用专业术语上，而是体现在其实际行动、治疗效果和专业水平能力上。医护人员在跟家长沟通的时候，应该把专业术语表达简单化、通俗化，哪怕有些表达不够严谨，也要尽量先让家长明白大概意思。如果家长想要了解更多、更专业的信息，再作进一步解释。

其实，绝大多数医护人员希望能用通俗易懂的语言和方式跟家长沟通交流，让家长了解孩子牙患的情况。但主要的问题是，医护人员有时分辨不出哪些词语对家长来说是专业术语，也无法确保对方听得懂。这时，医护人员对家长知识水平的判断能力和沟通技巧的经验，就显得特别重要。

对待不同背景、不同文化程度的家长，医护人员表述的语言应该有所区别。对待专业知识不足的家长，可以说得通俗一些，家长会觉得医生平易近人、职业素养高；对待知晓并可使用专业术语进行沟通交流的家长，医护人员的表述就应该在能让对方听懂的前提下，尽量专业一些，否则家长会觉得医生不够严谨、水平不高。

在日常诊疗工作中，医生和助手对医疗器械用品都有独特的称呼。与孩子进行交流时，要尽量用一些孩子能接受的可爱称呼。例如，可以把麻药叫作"魔法药水""神奇药水""神奇的魔法棒"，或者其他的可爱称呼，只要能让孩子听懂就可以。

  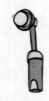  

"小镜子"　　　"草莓酱"　　　"超级电动牙刷"　　　"小牙签"　　　"小花洒"

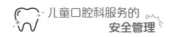
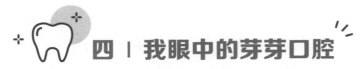

# 四 | 我眼中的芽芽口腔
## ——来自客户的评价

我是芽芽口腔的"老"会员了，我每年都会定期带我儿子到这里检查。现在儿子换牙后，牙齿一直很健康。我很感谢芽芽口腔的医生、助手还有客服。

我记得，第一次知道芽芽口腔，是在朋友圈看到了朋友的分享。她说她的儿子刚在芽芽口腔看完牙，孩子很开心，治疗效果很好。我立刻在评论区评论"诊所在哪里，我想带儿子去看一下。"

当时我儿子4岁多，还没换牙，但是因为他小时候太爱吃糖了，又不爱刷牙，所以牙齿被蛀得很严重。儿子经常向我哭喊："妈妈，我牙齿好痛。"我都听烦了，有时候生气了，还会责怪他："现在知道喊牙齿痛了？以前叫你刷牙，你怎么不好好刷牙？现在喊痛，有什么用呢？"

我当时很气愤，但更多的还是心疼。我常常叮嘱他吃完东西要漱口，晚上睡觉前要刷牙。但是他总不听，我真不明白他为什么那么讨厌刷牙，晚上洗完澡顺手刷个牙，明明是几分钟就可以搞定的事，他偏偏要偷懒。而且，发现他很爱吃糖果、饼干之后，我就告诉他不要吃太多。白天我就看着他，不让他吃。有一天晚上，我去看他有没有睡着时，结果发现他在偷偷吃糖，真是拿他没办法。刚开始，我还督促他刷完牙才能上床睡觉。后来，我由于工作很忙很累，就懒得管他了。而且当时他也不太会刷牙，我总认为，刷牙是一件很简单的事，只要在牙刷上挤好牙膏，用牙刷在牙齿上用力刷，前后左右还有舌头都刷个遍，最后再漱口把嘴里的牙膏泡沫冲掉就好了。我从小到大都是这么刷牙的，我也是这样教他的。虽然他晚上不刷牙，但是他早上还是认真刷了，就是有时候刷牙的时间很短。但是，自从到了芽芽口腔看牙后，我才发现我之前教给儿子的刷牙方式都是错的，我真的很惭愧。

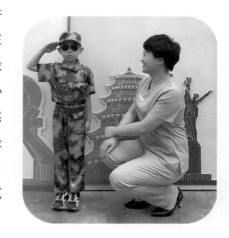

　　我儿子经常牙痛，我让他张嘴时，都能看见他牙齿上的洞了。我跟几位朋友一起聊天的时候，也会聊起孩子的牙齿问题。我说："我儿子的牙齿越来越糟糕了，想带他去补一下牙。"我朋友当时跟我说："小孩子不要去补牙，反正到时候还会换牙。假如去补牙，医生会拿那个小钻子来磨牙齿，到时候牙洞反而更大了。"

　　我想了想，觉得她的建议没错。我自己的牙齿也有牙洞，去补牙的时候，又要做根管治疗，又要磨牙齿，有时候那把小钻子还会不小心碰到肉，连我这个成年人都受不了，我儿子怎么能忍受得住？

　　直到有一次，我儿子说牙齿很痛，脸都有些肿起来了，我立刻带他去看医生。医生看了之后说要给他治疗一下，他当时就哭得很厉害，拉着我的手让我快点带他离开。不管我怎么劝，他都不配合医生接受治疗。我不忍心强行让他进行治疗，就跟医生说："医生，我儿子还小，反正以后还会换牙，要不先给他开点消炎药吧。"医生很无奈，让我自己去买点消炎药。儿子吃了消炎药后，牙齿不那么痛了，我也就没在意。

　　最近他的牙齿实在蛀得太厉害了，他三天两头就跟我哭诉牙齿痛，我也很苦恼。正好那次看了朋友孩子的治疗经历，在照片里看到芽芽口腔的就诊环境很舒适，装修色彩也很鲜艳，跟我们平常看到的医院很不一样。我想，这回我儿子应该不会再害怕了吧？

　　当时，我也是抱着试一试的心态，跟朋友要了芽芽口腔的客服号码。打通电话后，客服的声音很温柔，她耐心地听我描述了我儿子牙齿的情况，立刻帮我预约好，没想到后来的治疗真的很管用！

　　我还记得那天我帮儿子请了假，说要带他去治疗牙齿。果不其然，儿子一听说要治疗牙齿，就很抗拒，不想跟我一起去。我立刻拿出朋友圈的照片，告诉他："你看，你的小伙伴乐乐也是在那里治牙齿的，现在他的牙齿变得很好了，你也不想自己的牙齿一直这样黑黑的，整天痛到没法忍受吧？"

　　儿子看了他朋友开心的照片，就告诉我，他也想让自己的牙齿变好看。可能他在学校里被同学嘲笑过，我之前听他回来抱怨过几次。于是，就趁热打铁跟他说："那等下你到了诊所，要好好听医生的话，做治疗，好吗？"

　　儿子听话地点了点头，说："我也要像乐乐一样勇敢。"

　　我赶紧表扬他："对，儿子真棒！"

　　我带着儿子刚踏进诊所大门，就有一个漂亮的小姐姐走上来迎接我们。她穿着漂亮的制服，而不是普通的白大褂，看起来很亲切。她主动跟我们打招呼，还蹲

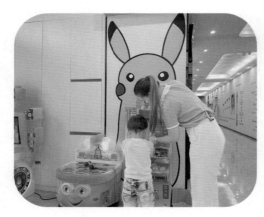 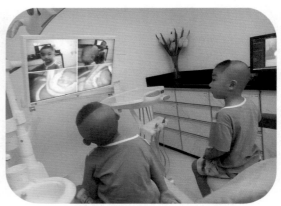

下来和我儿子沟通，我一下子就感受到这个诊所的与众不同，这个诊所给人的感觉很亲切。我走进诊所后，映入眼帘的是五颜六色的装饰，跟我们平时感受到的医院的气氛完全不同，没有那么严肃。我感觉这里是特意从孩子的角度出发，专门为孩子设计建设的。我儿子来到这里很开心，他很快就和助手姐姐聊起了他最爱的动画片。他们聊的有些动画片里的人物，连我都不知道，我平时也不太喜欢和他聊这些东西。我感觉助手姐姐很了解孩子，还没聊多久，她很快就得到了我儿子的信任。

过了一会儿，我儿子已经被助手姐姐哄得很开心，自己乖乖地跟着助手姐姐进了诊室接受初步检查。我坐在休息区等儿子。但是说实话，我心里还是有点担心。虽然助手姐姐和我儿子有很多共同话题，在这里一起聊天，一起玩儿，他很配合，但是万一进了诊室他就害怕且不配合了，那该怎么办？

检查好后，助手姐姐来跟我解释，我儿子接下来会接受什么治疗，会用什么药。她解释得很详尽，让我感觉到芽芽口腔的医生和助手都很专业，我可以放心地把儿子交给他们治疗。

随后，客服姐姐拿着芽芽口腔的会员单子给我看。她跟我说，成为芽芽口腔的会员有很多福利，包括孩子从现在到12岁的牙齿保健、检查、治疗等，也就是说12岁前他牙齿的任何健康问题都不需要我操心，也不会产生其他费用，会员甚至还有定期的护牙学习和活动。我一听，觉得这个会员办理很值得，我儿子不仅能在这里治疗牙齿、定期做检查，还能参加会员日活动，学到很多关于牙齿保护方面的知识。于是，我立刻就办理了会员。

本来，我以为等候的时间会很无聊。结果，客服姐姐隔一小段时间就过来跟我说一下我儿子的治疗进度。没想到调皮的儿子，竟然也有这么听话的时候，真是没有想到。

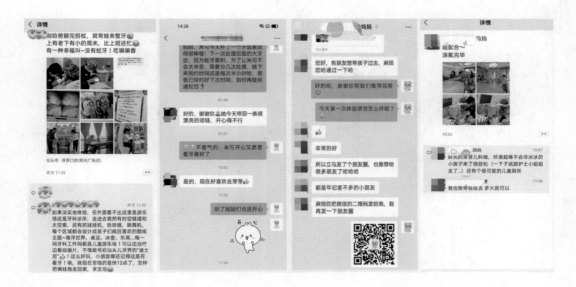

客服姐姐还跟我说，平时要多跟孩子沟通，要多称赞他，多夸他勇敢，不能总是打击他。回想起来，我以前对儿子确实不够有耐心，生起气来说话的语气也很重。没想到，来芽芽口腔这一趟，我能学到这么多东西。看来，这里的工作人员都是真心为孩子着想的。

和客服姐姐聊天的过程中，时间不知不觉就过去了。这时，助手姐姐牵着我儿子的手出来了。他的牙齿已经处理好了。助手姐姐还夸他很棒，治疗的时候都没有哭闹。

我想起刚才客服姐姐和我说的话，马上夸他："宝宝，你真厉害！"

我看了一下我儿子的牙齿，补得很自然。以后他应该不会再被朋友笑话了。他和我聊了一会儿，就跑去和助手姐姐扭扭蛋了。早上出门的时候，我还担心他不来，现在反而担心他赖在这里不肯走。

芽芽口腔就像一个儿童乐园，有游乐区、阅读区、兑奖区。我看到有很多小朋友在游乐区愉快地玩耍，有些在阅读区安静地看书。看书看累了可以去玩一玩，玩累了可以去看看书，连我这个大人都情不自禁地爱上这里了。最后我叫儿子回家，他还恋恋不舍，好像还说和助手姐姐有了属于两个人的"小秘密"。

这些年，多亏有芽芽口腔，让我儿子养成了良好的口腔护理习惯，即使在换牙后也一直认真地保护牙齿。现在他的牙齿洁白整齐，再也没有出现牙痛了。

在我的心中，芽芽口腔不仅是一家口腔诊所，更是我熟悉的老朋友。在这里检查治疗的几年里，我们和这里的工作人员早已成为了好朋友。每次一说到要去芽芽口腔，我儿子都很兴奋，因为他又可以去那里玩，还可以见到一直对他很好的小姐

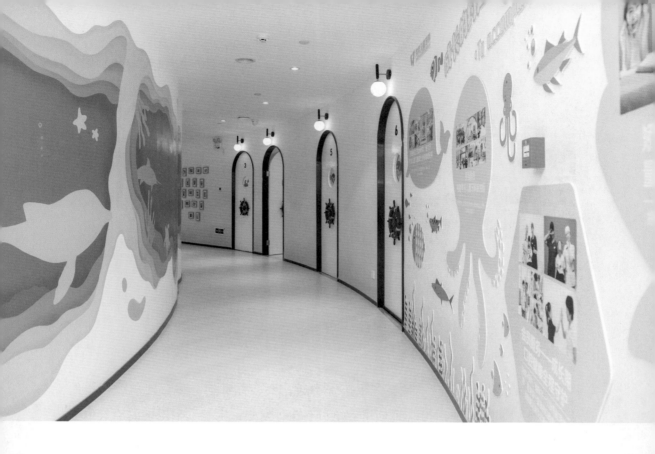

姐。很感谢这些年芽芽口腔的用心陪伴、用心治疗。拥有一口好牙，对小朋友来说是终身受益的事情。芽芽口腔不仅让小朋友免受牙疼的困扰，还让他们养成良好的口腔习惯。我真心希望，有更多的小朋友和家长能早点认识芽芽口腔、了解芽芽口腔，到这里接受专业检查和贴心治疗。

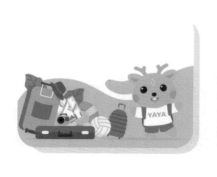
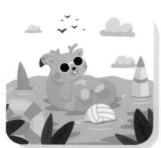
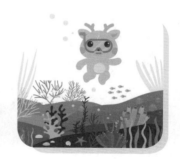
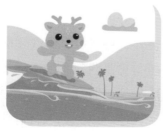
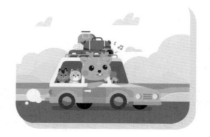

## 五 | 面对孩子的童言趣语
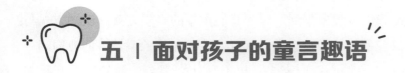

　　在面对孩子的童言趣语时，请保持我们的童心，让自己在这一刻也成为"孩子"。孩子说什么，我们就顺着他的话说些什么。假如孩子问："姐姐，牙虫是不是在我的牙齿里面睡觉啊？"或者问："牙虫是不是在里面吃东西呀？"我们就可以顺着孩子的话说："哎哟，是啊，它睡着了哦！你不要太大声，你嘴巴张大一点就可以了。"

　　跟孩子聊他们喜欢的话题时，比如动漫角色、剧情等，孩子讲什么我们就继续这个话题。儿童口腔科医生和助手平时接触孩子多，有时间也应该主动了解一些当下流行、小朋友们喜欢的动画片，了解其中一些角色和剧情，以便在和孩子聊天过程中能够找到共同话题。这样做会让孩子觉得，原来哥哥姐姐们和我们一样，有了共同爱好，就容易拉近彼此的距离。

　　想要和孩子有共同话题，最快的方式就是聊孩子喜欢的动画片，知道动画片中的主人公是谁、故事情节是怎样的……这样跟小朋友聊天，才能找到共同话题。因此，诊所会定期组织大家一起看动画片。看动画片时，要对动画片里面的主人公有所了解。比如看完《苏×亚》《冰雪×缘》《神奇×丁》等动画片，要能准确说出这些动画片人物的名字。

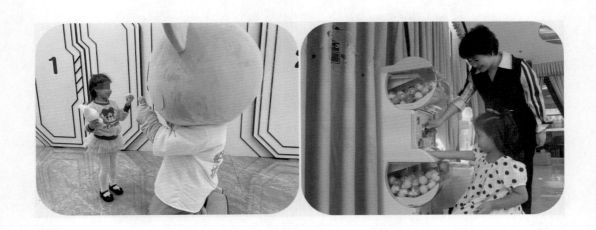

也有同行朋友跟我说："哎呀，我记不住啊，我怎么知道谁是谁呀？"其实孩子们喜欢什么，有时候我们也想象不到。因为我们童年的娱乐方式、认知方式与现在的孩子不同。但是没关系，如果不知道，就可以虚心向孩子请教，请他们当一回老师。这也会增加孩子的自信心：原来大人也不是什么都会，懂的还没有我多呢！比如，小朋友在看奥×曼的时候，如果我们说："小朋友，这是在看什么动画片啊？"小朋友可能不会回答你。但是如果我们说："这个是不是×××啊？"这时候，小朋友可能会很生气地跟你说："不是的，这不是×××，这是×××。"这时，就可以接着问："原来他就是×××啊，那他有什么绝招呀？"小朋友就会回答你，他可以变身，他可以怎样怎样……渐渐地，小朋友就会打开话匣子跟你沟通。这样，既让小朋友有了成就感，又拉近了彼此之间的心理距离。

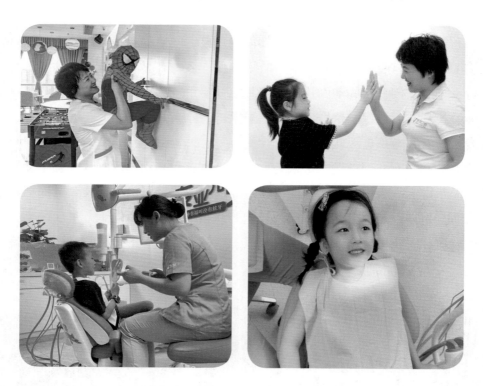

我们的目的是让孩子对我们产生好感，愿意跟我们沟通，让接下来的治疗能够更加顺畅。至于选择什么动画片观看，只要多跟孩子沟通，就能知道目前流行什么动画片，应该怎样选择。观看之后还要进行考核，不但要能说出动画片的名字，还要能讲出里面的主角的特点。

曾经有一位家长说："医生，你们要跟我的小孩说，如果你回家不好好刷牙的话，下次来我们就要扣你积分了，我们会让妈妈监督你的。"

我就问妈妈："小朋友在家不配合吗？"

妈妈："我让他好好刷牙，他就是不愿意刷。"妈妈一脸无奈，"你再不好好刷牙，牙齿就会长虫，长蛀牙后我们就要找牙医了！"这是妈妈对小朋友的警告。可小朋友竟然这样回答："好啊好啊，我最喜欢去芽芽口腔了。"

妈妈："糟糕，现在孩子太愿意来你们这里了，所以连牙齿都不刷了。"

妈妈："你怎么那么喜欢去芽芽口腔？那里可是牙科诊所啊！"

小朋友："因为好玩，而且还有积分，表现好还可以拿到游戏币呀！"

很多孩子因为想来诊所玩，会故意说牙齿不舒服。听到这些我们有些哭笑不得。

不管是儿童口腔科医生，还是助手、前台客服，都要保持一颗童心，有天马行空的想象力，掌握和儿童沟通的语言技巧。只有懂得孩子的表达方式，才能走进孩子的内心。

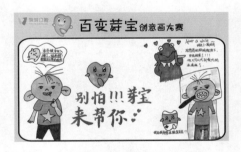
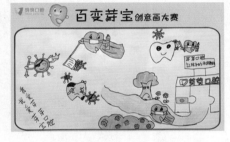
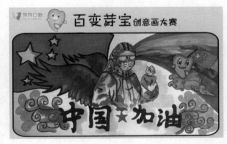
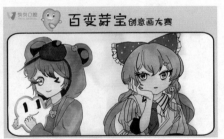
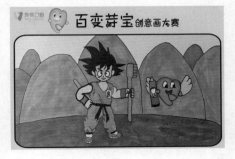
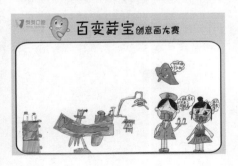

孩子们的创意画

# Chapter 10
# 第十章
# 结束语

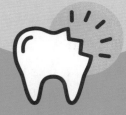

分享理念：最好的安全防范是"治未病"。

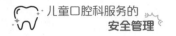
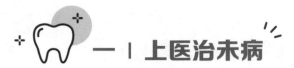

# 一 | 上医治未病

## ——最好的安全防范是"治未病"

当梳理完儿童口腔科服务的细节与安全管理后，我们认为儿童口腔治疗最终还是要落到一个关键词上：预防。服务环境的安全预防、技术实施的安全预防、服务过程中的安全预防。但是，这些预防措施和方法目前仍停留在"为了实现治疗"的层面上。将核心放回到"治未病"上，才是最好的预防，而"治未病"就是"预防"。

《黄帝内经》中有"圣人不治已病治未病，不治已乱治未乱"的论述，唐朝名医孙思邈又在其基础上提出"上医医未病之病，中医医欲病之病，下医医已病之病"，将疾病分为未病、欲病、已病三个层次，意思是高明的医生能够在疾病未发生之时及早发现并进行干预，防微杜渐；中等层次的医生能够在疾病发展呈现一定症候的时候，将疾病及时控制和治愈；低层次的医生往往到疾病出现一系列症候或不适症候的时候，才发现疾病，对患者进行补救式治疗。

面对年幼的孩子，治疗时难免险象环生，最好的办法还是"治未病"，以防病、防风险为主。医者应该以一种兼收并蓄的态度，传承中华医学优秀传统，学习西医先进技术，予以孩子全生命周期的口腔健康关怀。比如，开展口腔健康教育，帮助孩子适时建立和养成良好的口腔卫生习惯，同时及早进行有针对性的筛查，发现潜在的隐患，综合分析，科学合理地制订干预方案，将病患消灭在萌芽中。

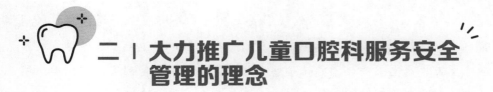

二 | 大力推广儿童口腔科服务安全管理的理念

——与更多的同行伙伴作规避风险的经验分享

我们希望自己付诸心血的事业受到更多的关注，希望能有更多的同行参与，愿意将儿童口腔科服务安全管理的经验与同行朋友分享。这些年来许多同行朋友也带领团队来到我们诊所进行参观交流。由于来参观的同行团队太多，多少会给我们带来一些负担，尤其是搬迁至汕头市中心写字楼以后，来访团队就更多了，难免出现照顾安排不太周全的情况。因此，自2020年起，诊所决定开启"儿童口腔科实训系列课程"实训计划，向同行朋友们全方位展示如何重视儿童口腔科服务安全管理、大力推广儿童口腔科，并采用有问必答、案件复盘、实战模拟、急救演练、课后总结的方式进行，将我们十多年来的心路历程毫无保留地分享给大家，并展示诊所方面所做的细节，希望能够引起广大同行朋友的共鸣。只有让同行朋友在开展儿童口腔科运营过程中，认识到必须重视儿童口腔科安全管理问题，才能成为儿童口腔科的"常青树"。

儿童口腔科服务工作开展至今，我们已向一百多家国内外同行团队展示了儿童口腔科服务安全管理的各项细节流程，累计接待参观人数五百余人，至今仍然在坚持着，并会以此作为持续性的事业。授人以鱼不如授人以渔，除了要告知同行朋友这些管理方法方式外，更要教会同行朋友如何创造性做好儿童口腔科服务的安全管理。

开展儿童口腔科实训系列课程之后，有团队陆陆续续开始报名到我们诊所进修。在这期间，我们团队采用"一带一"精准教学模式，通过在实际诊疗过程中与家长、孩子的沟通，行为引导，流程管理，安全管理，规范操作等方面，全方位培养儿童口腔科团队中每一个所需角色；另外，实时跟进进修人员的学习情况，确保进修人员满载而归，继续大力开展儿童口腔科服务工作。

每每看到进修人员的学习总结，大家都很有感触，这让大家更加有动力把儿童口腔科服务的安全管理经验分享出去，并一直坚持下去！以下是一部分进修人员的心得与总结，附于文末供大家参阅。

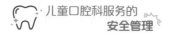

心得与总结1：

发现了自己的很多不足。我意识到我们要更加注意环境安全问题，游乐区消毒及登记，以及安全标识的提醒。体会小朋友的感受，自己尝试使用器械等。制作小视频引导小朋友也是必须的。不能让小朋友家长觉得任何项目都很简单，哄小朋友要控制时间，不能花太多时间却无济于事。设备需要升级，准备一个手机支架。前台接待要先问和先看，并且提前作预判，小朋友配不配合、喜欢什么、害怕什么等，家长、小朋友在等电梯的时候我们都可以主动去问。

心得与总结2：

我们儿童口腔科还有很多不足之处，比如游乐区的设备还存在安全隐患，医生与助手的配合度不高等。在初诊环节，前台与助手之间的交接工作存在问题，因为周末小朋友比较多，前台告知了家长的主诉问题，但对于其他的情况没能作进一步的了解，如孩子是否抗拒看牙等就将其带入诊室，以后要优化这些小细节。

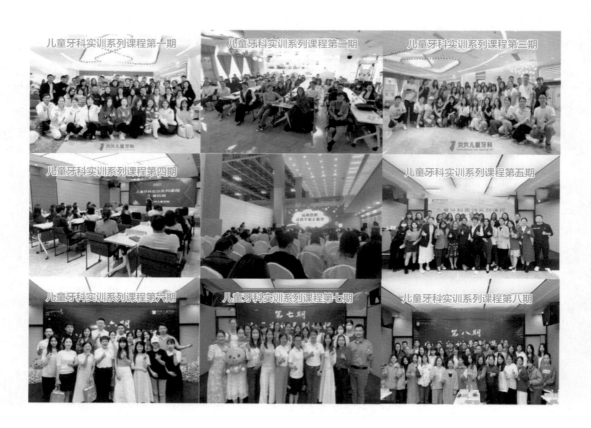

问题：

1. 怎样才能更好地进行客户管理及引流，特别是周末人多的时候，或许可以让医生开发一些其他的项目？

2. 小朋友第二次复诊换药，家长说小朋友牙不痛了而不肯来，已解释牙齿治疗的必要性，家长仍说等有空再来，对于这类情况，要怎样约复诊客户呢？

心得与总结3：

今天听了刘老师和翁老师的讲课，确实受益匪浅，有很多的细节问题都是之前从没有想过的。这次课程后也有很多感悟，在此简单列出以下几点：

1. 将每个工作岗位每个人员的工作进行细分，细化流程才能使流程清晰、顺畅，从而提高工作效率。

2. 加强提升对顾客的亲和度。对小朋友关爱、对家长尊重是很有必要的，可以最大限度消除宝宝对看牙的恐惧。

3. 加强宣传企业文化的意识，在让顾客了解诊所的同时，拉近与顾客之间的距离。

4. 操作的细节及流程简洁明快的同时，又能获得足够的资料与家长洽谈。

以上都是需要学习掌握、然后回去改进并实施的重要内容！

心得与总结4：

学如逆水行舟不进则退……这是第二次来芽芽口腔参加儿童口腔科课程的学习了，谢谢刘丹老师和芽芽口腔团队精英的分享！每次来都有新的收获，就算是同一个课件也会有不一样的地方：能够坚持目标，不断优化创新，这是很多诊所做不到的。

想要开展儿童口腔科工作并不容易，我想很多模式、流程学习后不容易复制是有原因的。

但是今天收获了不少细节（环境、物品管理、流程机制、客服应对、儿童行为引导、团队建立等）都可以马上落地，回去后分工落实。

问题：

1. 儿童口腔科忙碌的时间一般都在周六、周日，周一至周五期间，团队的医生、助理、客服的工作怎么安排？大家处理什么内容？

2. 周六、周日客服预约患者的时间和牙椅，人员怎样安排，才能实现效率和

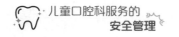

收益最大化?

3. 当会员制的患者候诊时间超过预约时间时,前台客服如何安抚和处理?

4. 会员制的患者有没有再分会员等级,以面对会员制客户爽约、改约、不守时问题。前台如何处理?想了解一下相应的处理机制。

最后感谢芽芽口腔团队的热情招待,向你们学习!

---

心得与总结5:

有幸听到芽芽口腔刘老师的系列课程,我们交流、分享了很多关于儿童口腔科的问题。

我是一名助手,很高兴来到芽芽口腔学习,讲课期间,刘老师通过提问的方式来减少学习的枯燥,与我们展开交流与分享。我们的课堂也热闹起来。在学习过程中要发现问题,就需要我们独立思考,刻苦钻研、积极探索。提出问题就会有所发现。如何开展儿童口腔科工作,独立口腔科和综合儿童口腔科有什么区别以及儿童诊疗安全管理如何开展。有很多细节的东西需要我们去关注并完善,如此才能给家长、孩子提供一个安全的诊疗环境。

翁老师分享了儿童行为管理方法以及与儿童沟通的技巧。她给我们分享了儿童的几种性格特点。作为儿童口腔科助手,更需要了解儿童的性格特点,进而更好地去接触、了解孩子。这堂课让我感触很深,让我更懂得使用儿童语言的重要性,用语言美化医疗器械可以让孩子不害怕它们。课后我会整理笔记,在学习过程中对笔记进行补充,使内容更加有条理。

我们模拟了客服前台、助手、医生一整套接诊流程,这更让我受益匪浅。前台应对顾客的方法,以及如何对顾客表达关心,还有很多病历是助手负责写、负责录入的。

---

心得与总结6:

坦白说,这次的学习费用对我来说并不低,但是我很坚定地报名参加了。因为,这时的我迷茫、焦虑,甚至感到很压抑,做儿童口腔科专科门诊已有两年,至今没有什么起色。

这次的课程,除了学习一些实用的技巧性内容以外,我也开始明确自己的目标和实施步骤,我要着重去组建一支专业的儿童口腔科团队并把先进的儿童口腔科理念传递给团队里的每一个人。同时,从刘丹老师的身上感受到了作为一个领导者的魅力，如刘老师所说，留住一个员工，不完全是依赖于薪资待遇，更多的是归属感和成就感。

在最后的场景模拟里，让我感到很好、感触很深的是，也许他们有点紧张、有点不自然，但是她们都在尽力地扮演好自己的角色，展示着自我，也感受到一些很温暖的细节，如用当地的方言沟通；一直挂在脸上的笑容、恰到好处的关怀、那些夸奖的话等，这些真的很棒，我收获很多、感触很深，希望自己回去能好好落实，加油！

心得与总结7：

不得不佩服芽芽口腔这么多年来一步一步塑造儿童口腔科专业品牌的所做所为，从外部环境到内部诊疗流程都体现了周密的安排。

因为不从事临床工作，所以更多地关注在非医疗环境下能学习到的知识。所以这次课程对我来说收获最大的就是如何与家长沟通，如何夸赞孩子！像刘丹医生分享的那样，如何夸得真实：表扬孩子时带上家长。在孩子治疗前沟通了解他的兴趣爱好有利于快速拉近彼此的距离，要与孩子交朋友。同时在第一次就诊前带着孩子及其家长参观了解诊所发展与品牌文化也有利于塑造诊所形象，增加孩子及其家长对团队的认可。在情景剧中也展示了日常工作与接待流程，团队配合与团队成员亲和度很高。同时与客人对话的语气语调、行为举止都给人以亲切、舒服的感觉。在我今后的工作中要多加学习。

感谢刘丹医生的分享，也谢谢团队成员带来的情景剧示范。

附：儿童口腔科建设核心步骤（见下页）

# 儿童口腔科建设核心步骤
## 共建 共享 共赢

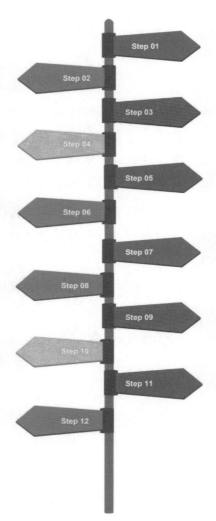

**战略规划**
品牌策划（品牌文化、品牌
形象、视觉系统等）、战略
规划（短期、中期、远期）

**团队建设**
组织架构、人员编制、
岗位职责、岗位要求、
岗位培训、晋升规划

**产品规划**
体验项目、常规项目、
利润项目

**客户管理**
诊疗服务、信息、
术后回访、健康管理

**医疗质控**
病历管理、分级诊疗、
客诉管理、风险管控

**私域运营**
客户池建设、自媒体矩阵
建设、社群运营

**门店评估**
评估自身团队、硬件
条件、周边市场环境
等条件是否成熟

**选址装修**
门店选址、平面布局（功能
及说明）、软装设计（主场
景）、安全设施装配

**薪酬绩效**
薪酬设计、绩效方案、
激励机制

**流程建设**
接诊、分诊、洽谈、治疗、
术后跟进等

**客户拓展**
线上、线下联系，异业
合作，拓展渠道，建设
流程，形成方案

**财务管理**
财务预算、财务模型、
财务信息统计、运营分
析、成本管控

Step 01
Step 02
Step 03
Step 04
Step 05
Step 06
Step 07
Step 08
Step 09
Step 10
Step 11
Step 12

# 后　记

本书的整理编写，是一次充满意外和愉悦的旅程。忙忙碌碌，写作历尽艰辛，经常搁笔。在这里，我要感谢我的团队和家人，用自己宝贵的休息时间换来了本书的完善，协助我收集、拍摄大量图片和搜集管理流程资料，还分享了自己日常工作中的可贵经验和点滴感悟，作为书中的篇章丰富了本书的内容。还要感谢在编书过程中常来诊所与我交流的同行，真诚和我分享一些临床案例，给我提供了写作的素材、灵感和动力。还特别感谢我的两位挚友——崔冰琳医生（汕头大学医学院第一附属医院儿科）和潘晖医生（汕头大学医学院第一附属医院龙湖医院），平时工作忙碌，还要照顾家中幼老，依旧额外牺牲休息时间鼎力相助，参与编写、修改、审校等工作。祝愿我们的友谊地久天长！

特别欣赏中国科学院院士、中国中医科学院首席研究员仝小林的一段话"做医生，必须以医魂、医德、医道、医术护佑苍生……做到未病先防、已病防变、瘥后防复！"未病先防，是指以"预防大于治疗"的理念行医。已病防变，则为发现疾病后应该从源头制止，防止病情加重。瘥后防复，乃是治疗后应该及时注意患者情况，避免疾病再次发作。这也是我对自己、对团队的要求。

做好儿童口腔科服务的安全管理，不仅能保护好祖国未来的花朵，还能让儿童免受牙病的困扰。作为儿童口腔科医生，我希望能尽自己毕生之所能，为儿童口腔科献上一份绵薄之力。做好儿童口腔科，任重且道远。让我们共同努力！

由于鄙人写作水平有限，工作繁忙，时间仓促，书中难免有纰漏之处，敬请广大读者和同行不吝赐教。

刘丹

2023年3月12日于汕头